DE
LA FIÈVRE,

PAR

CH. GIRAUDY, D.-M.-P.,

SECRÉTAIRE PERPÉTUEL HONORAIRE DE LA SOCIÉTÉ DE MÉDECINE PRATIQUE, etc., etc.

Non fingendum, sed inveniendum.
BAC.

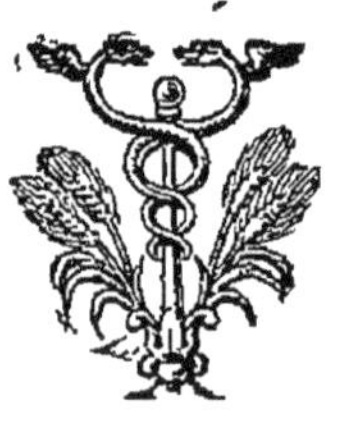

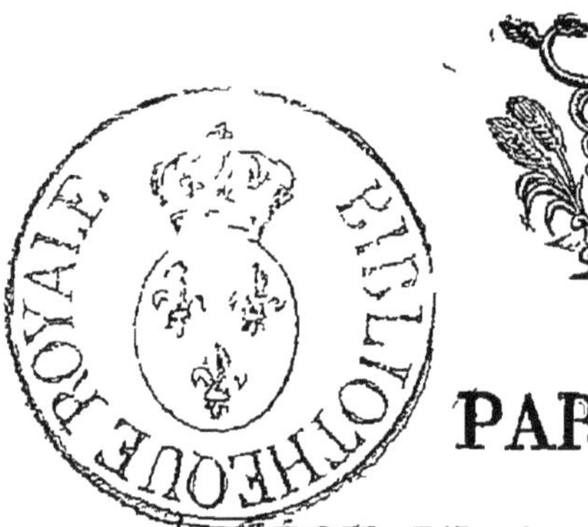

PARIS,

CHEZ GABON, Libraire, rue de l'Ecole de Médecine, N.° 10;
BAILLIERE, Libraire, rue de l'Ecole de Médecine, N.° 14.

M. DCCCXXVI.

IMPRIMERIE DE MIGNERET,
RUE DU DRAGON, N° 20.

INTRODUCTION.

Lorsque, dans l'embarras qu'éprouvent tous les praticiens pour démêler dans les auteurs les règles de traitement appropriées à chaque maladie, je conçus le dessein de réunir ces règles particulières, de les généraliser et de les présenter dans un ordre méthodique où l'unité de la doctrine répondît autant qu'il serait possible à l'unité de la nature vivante, mon but était de rendre plus facile et plus fructueuse l'application de la théorie à la pratique. L'éclectisme présida aux recherches que j'avais à faire, et j'en publiai le résultat. (1)

Quel que fût le prix que l'on attachait généralement à cette méthode philosophique, je ne tardai cependant pas à m'apercevoir combien elle était insuffisante. En effet, après avoir procédé au

(1) *Thérapeutique générale.* Vol. in 8.°, 1816.

choix des meilleurs préceptes, il fallait souvent consulter l'observation pour les vérifier, ce qui rallentissait nécessairement les opérations que j'étais désireux d'accélerer. D'un autre côté, moins occupé de mes propres expériences que de celles des bons auteurs, si j'avais l'espoir d'embrasser la totalité des notions acquises, il m'était difficile de porter plus loin mes regards; à peine pouvais-je dissiper quelques-unes des incertitudes que laissaient les opinions diverses, et souvent même les mots dont on s'était servi pour les rendre. On ne pense guère par soi-même, quand on s'attache trop aux idées d'autrui.

Soit donc que l'éclectisme entraînât une lenteur qui ne pouvait satisfaire à mon impatience; soit que j'eusse alors plus d'avantage à me livrer directement à l'observation, je crus devoir prendre une marche inverse de celle que j'avais adoptée. Ainsi, au lieu d'examiner d'abord les préceptes les plus estimés et de les confirmer ensuite au lit du malade, je commençai par observer la nature, et l'opinion des praticiens les plus éclairés servit à rectifier mes vues. Une longue pratique me donnait d'ailleurs plus de confiance dans mes investigations. « Le médecin doit être philosophe, disait Galien, » mais la vraie philosophie du médecin doit être » fondée sur sa propre expérience ».

L'analyse est effectivement l'unique moyen d'arriver à un bon choix des dogmes reçus et d'en déterminer la juste valeur. Convaincu de cette vérité, j'ai donc soumis à un nouvel examen les différentes parties de la pathologie, afin d'établir avec une plus rigoureuse exactitude les bases du traitement des maladies. Les éclaircissemens que je vais donner sur les fièvres, sont extraits de ce travail. Ils fourniront, je l'espère du moins, une preuve des avantages que l'on doit retirer de la méthode analytique dans l'étude des sciences et surtout de la médecine, qui, comme on ne saurait le contester, est une science expérimentale.

La fièvre a fixé de tout temps l'attention des médecins les plus distingués; plusieurs d'entre eux en ont fait le sujet de leurs recherches, de leurs réflexions les plus profondes, et il n'est aucun de leurs écrits sur cette matière intéressante qui ne soit lu avec plus ou moins de fruit. Malgré tant de travaux, de méditations, d'expériences, cette maladie est encore l'une des plus difficiles à traiter et l'une des plus funestes. On a remarqué que dans les hôpitaux, le nombre des maladies fébriles était toujours le plus considérable, et que la mortalité qu'elles produisent égale celle de toutes les autres maladies ensemble. Selon le docteur Giannini, la supputation exacte de cette mortalité, à l'hôpital de Milan et dans la ville, prouve qu'il périt annuellement 1,500 personnes de la fièvre, ce qui forme à peu-près le quart de la mortalité générale, qui est de 7,000, sur une population de 120,000 âmes.

Assurément toutes les personnes atteintes de la fièvre ne sont pas susceptibles de guérison. Mais n'est-il pas probable que la mortalité diminuerait sensiblement, si la doctrine renfermée dans son propre domaine, et franchement exposée dans un seul ouvrage de pratique, pouvait servir de guide à tous les hommes de l'art. Cette question, qui intéresse l'économie politique autant que la médecine, me paraît mériter l'attention du Gouvernement, puisqu'elle se rattache aux secours qu'il sollicite dans les cas d'épidémie.

Quand on réfléchit sur les diverses explications que l'on a données, je ne dirai pas des fièvres, mais d'une seule fièvre, on ne s'étonne plus que les jeunes praticiens aient tant de peine à démêler le vrai du spécieux parmi des opinions aussi disparates. Supposez une fièvre grave, et consultez les auteurs : elle sera maligne suivant les anciens, nerveuse selon Cullen, Huxham, etc., dépendante d'une inflammation gastrique selon M. Broussais, essentielle ou simple selon les nosologistes, décomposée d'après Selle. Lui opposera t-on les antispasmodiques, ou les toniques, les rafraîchissans? La livrera-t-on trop aux ressources de la nature? ou ne tiendra-t-on aucun compte de ses efforts? Ces médications exclusives sont également défectueuses.

Peu importe l'explication, direz-vous, nous sommes d'accord sur les résultats de l'expérience. C'est une erreur! Il n'est pas si facile qu'on l'imagine de se soustraire à l'influence des systèmes, et l'on flotte alors entre le danger d'adopter un faux raisonnement, ou de se borner à une méthode symptomatique, ou enfin, ce qui est le plus commun, de faire un mélange bizarre des bons principes avec ces opinions différentes. Tel est le vague qui règne aujourd'hui dans la pyrétologie, et je ne sais si le grossier empirisme auquel Hippocrate eut la gloire d'arracher la médecine des premiers siècles, était plus à redouter que les subtilités dont on l'a enveloppée jusqu'à présent.

Cependant la véritable théorie, celle que nous a transmise son illustre fondateur, a survécu à toutes les fausses doctrines. Vingt siècles d'observation et d'expériences ont dû contribuer à son perfectionnement; c'est par elle que les praticiens se sont distingués dans les circonstances difficiles. Pourquoi l'ont-ils réduite à des fragmens?

reposait-elle particulièrement sur leur sagacité? Était-ce une chose mieux sentie que raisonnée, presque d'instinct, d'inspiration? S'il est des cas où le médecin consommé puisse agir sans motiver sa détermination, ils sont rares; tous les autres ont été calculés avec une sévérité, une justesse que confirment les succès du traitement; et ce n'est même qu'après avoir en quelque sorte épuisé les notions positives, qu'il a pu s'élancer, par un trait de génie, au-delà des limites de la science.

En me servant du mot *fragment*, je suis loin de penser que l'on ne puisse prendre dans les auteurs une connaissance très étendue de toutes les règles de l'art de guérir. J'ai voulu faire sentir que les préceptes étaient trop isolés, trop éloignés de leur application. En effet, prenez-les en particulier, ils s'adapteront rarement d'une manière exacte aux circonstances de la maladie : il faudra les réunir, et avoir une grande habitude de les combiner, de les fondre entre eux, pour y préciser les données sur lesquelles on doit établir la méthode curative. Je n'en excepterai pas les Aphorismes du Père de la médecine, (ce qui ne diminue aucunement mon admiration pour le laconisme et la profondeur qui les caractérisent) : il en est peu que l'on puisse bien entendre sans le secours d'un commentaire : or, quel a été le but des commentateurs, si ce n'est de développer le sens du précepte et de suppléer à ce qui lui manque, en le mettant en rapport direct avec le cas de maladie dont on les avait déduits ?

Quelque sévérité que l'on mette dans le calcul, en traçant les règles du traitement, on aura toujours de la peine à les saisir et à les adapter aux circonstances que présente la maladie. Mais plus la difficulté est grande, plus on doit s'attacher à la diminuer. Le moyen le plus sûr d'y parvenir, était sans contredit de marquer la gradation par laquelle on s'élève aux généralités ; or, c'est précisément ce que les anciens ont le plus négligé.

Frappés de cette lacune que les commentateurs

n'ont pu remplir, parce qu'ils ne changeaient pas de méthode, les modernes sont parvenus à la rendre moins sensible, en insistant sur la description détaillée et sur l'application directe des phénomènes morbides et de leurs causes. Il n'est personne qui n'ait senti combien cette nouvelle méthode était favorable à l'enseignement; mais il est resté encore beaucoup trop synthétique.

L'institution de la clinique était destinée à mettre sous les yeux des élèves les faits sur lesquels repose la science, en les exerçant à l'examen analytique des maladies : elle n'atteindra complètement ce but désiré, que lorsqu'on y enseignera la pathologie, comme on y professe aujourd'hui la thérapeutique.

La pathologie, telle qu'on la présente dans les Traités et dans les Cours, n'est en effet qu'un véritable problème que l'on donne à résoudre aux élèves, et que l'on pourrait proposer en ces termes : L'anatomie et la physiologie étant connues, quelles sont les maladies auxquelles l'homme est sujet? Devinez, si vous le pouvez, en quoi consistent ces maladies, que l'on décrit, que l'on classe, dont on explique les phénomènes suivant le système, ou les systèmes reçus; car il faut ici juger sans voir, ou par la comparaison de l'état sain avec ce qu'on vous dit de l'état maladif: et quelle comparaison! Ce n'est pas de la nature que vous partirez pour arriver à la théorie; c'est la théorie qui doit vous conduire à la nature. Cette manière de procéder est l'opposé du droit sens; n'importe, elle est plus propre à faire briller le talent de l'auteur ou du professeur : vous y serez asservi, quoique la marche contraire soit tout à la fois plus facile et plus sûre. Ainsi, tandis que quelques mots que vous entendriez sans peine, suffiraient pour vous donner une idée juste de l'objet qui serait sous vos yeux, il faut que votre esprit soit mis à la torture par des abstractions, des démonstrations méthodiques, de longs raisonnemens, et une nomenclature dans lesquels la vérité se trouve profondément cachée. Prenons un exemple : l'inflammation se manifeste, dit-on, par la chaleur, la tumeur, la douleur et la rougeur de la partie affectée. Mais quelle est cette tumeur, cette rougeur, etc.? Dans combien de détails ne faut-il pas entrer pour déterminer la forme, les dimensions de l'une, et le mode des autres? Encore ne parvient-on jamais à donner de cette phlegmasie l'idée positive, qu'il est si aisé de s'en faire en la voyant. La routine et la mode l'emporteront-elles toujours sur la raison!

Pour l'auteur qui a établi les règles de traitement, rien n'a dû paraître plus simple que leur application. Comme il s'était élevé des faits aux principes, il était aussi moins exposé à se tromper en reprenant la route qui devait le conduire des principes aux faits. Exercé à parcourir les deux échelles (ingénieux emblème dont s'est servi Bâcon pour représenter l'analyse et la synthèse), il ne cessait de comparer ce qu'il avait observé avec les objets qui se présentaient de nouveau, et fortifiait ainsi ses analogies et ses inductions ; son calcul était constamment rectifié par l'expérience ; ses idées lui représentaient toujours des objets réels, et l'expression les rappelait fidèlement.

Les praticiens mûris par une longue expérience, et qui ont eu le bon esprit de refaire leur instruction médicale, doivent avoir acquis la même facilité. On a reconnu depuis long-temps que les médecins les plus expérimentés étaient aussi les plus habiles ; il est certain que, toutes choses égales d'ailleurs, l'habitude de voir leur donne une supériorité de tact, de sagacité, de jugement, d'assurance, incontestables. Mais ce que l'on n'a pas remarqué, c'est que ces hommes ne sont devenus réellement supérieurs qu'en s'attachant à l'analyse. On n'avait à se plaindre alors, que de la longueur du temps employé à cette espèce de noviciat.

Quant aux autres, ne raisonnant guère que d'après des dogmes trop abstraits, ils ne pouvaient avoir que des connaissances superficielles, très-incomplètes : aussi n'a-t-on vu parmi eux que des savans embarrassés pour diriger le traitement d'une maladie, ou des praticiens plus près de l'aveugle routine que du vrai savoir.

L'erreur que l'on peut reprocher aux écrivains, a donc été de croire, qu'il suffisait d'indiquer simplement la voie par laquelle ils avaient fait leurs découvertes, et que la doctrine serait aussi facile à saisir dans un exposé synthétique, qu'elle l'était pour eux-mêmes. Toutefois, cette erreur doit leur être bien moins attribuée qu'à la philosophie dominante, qui, toute orgueilleuse de ses principes et de ses démonstrations, ne pouvait souffrir que l'on se permît de présenter la science comme on l'avait acquise. Nietzki est un des premiers qui ont secoué le joug de cette puissance, pour se rapprocher de la nature (Pathologie clinique). Vainement répéterait-on ce qui a été dit depuis Hippocrate jusqu'à nos jours, tant qu'on ne sortira pas de ces généralités, tant qu'on ne montrera pas d'une manière plus naturelle et plus claire les rapports direct de la théorie avec la pratique, les dogmes resteront plus ou moins variables, incertains dans leur application, et sujets à être contestés. On ne possède réellement la théorie médicale que quand on s'est assuré des faits, de leur analogie, des principes qui en dérivent ; eu un mot, qu'après l'avoir formée soi-même, sinon en totalité, du moins en partie, et de manière à s'exercer à l'observation des phénomènes vitaux et de leur succession naturelle. C'est par cette seule voie que l'on pourra se faire une idée exacte des vues que je vais présenter sur la fièvre et sur les maladies fébriles.

FIN DE L'INTRODUCTION.

DE LA FIÈVRE.

QUELQUES auteurs se sont élevés dans ces derniers temps contre la doctrine des fièvres essentielles, les uns pour en rejeter seulement l'essentialité, les autres pour lui substituer un système qui n'avait obtenu ni les suffrages du public, ni la sanction de l'expérience. Il est aisé de voir que l'état actuel de la médecine ne permettait pas de prétendre à une semblable subversion des principes reçus.

Et d'abord, on a supposé l'affection locale qui accompagne les fièvres, toujours manifeste et bien connue, tandis que les pathologistes ne s'accordent ni sur le siége qu'elle occupe, ni sur sa nature; et qu'il est encore des cas où elle échappe à l'œil le plus exercé. Ensuite on l'a considérée comme la cause prochaine de la fièvre, sans faire attention que celle ci pouvait avoir une existence séparée, puisqu'elle cède par fois à l'usage du quinquina, pendant que celle-là suit son cours ordinaire. Enfin, une supposition plus arbitraire encore que les précédentes, c'est d'avoir réduit l'état fébrile à un effet de l'affection locale, presque insignifiant pour la thérapeutique, sous le prétexte qu'il suffit d'en combattre la cause.

Dire que la fièvre n'est qu'un phénomène, ou un ensemble de phénomènes sympathiques, n'était-ce pas avouer qu'elle est autre chose que l'affection locale qui la produit? Et dès-lors ne devait on pas en approfondir la nature, déterminer en quoi elle consiste, quels sont ses rapports avec cette affection locale, évaluer les indications curatives qu'elle peut fournir? Pour la connaître il n'y avait qu'à l'observer : on a trouvé plus facile de n'en tenir aucun compte dans le traitement, et tout en repoussant la doctrine des fièvres essentielles parce qu'elle était devenue trop abstraite, trop exclusive, on l'a remplacée par un système non moins abstrait, non moins exclusif, dont la simplicité contraste évidemment avec la manifestation toujours complexe des phénomènes fébriles.

La réforme partielle ou générale que l'on a proposée avec une sorte de confiance, a dû paraître d'autant plus irréfléchie, qu'indépendamment de ce qu'elle mettait des abstractions idéales à la place des abstractions de fait sur lesquelles reposait l'ancienne doctrine, elle devait jetter le vague et l'incertitude dans une science dont les règles ne pourraient être trop fixes pour assurer la marche du praticien au lit des malades. Ce résultat, funeste à la médecine, et peut-être plus encore à l'humanité, n'a pas été prévu, nous aimons à le croire, de ceux qui, sous de frivoles motifs, ont eu la témérité d'attaquer, de renverser même un édifice consacré par le temps et qui faisait naguère leur admiration.

La doctrine des fièvres essentielles n'est point, en effet, un de ces systèmes dont la courte durée prouve bientôt les défauts et le danger. Déduite de tous les faits recueillis jusqu'alors, établissant les rapports naturels des fièvres avec leur nature bilieuse, inflammatoire, lymphatique, putride et maligne, de leur cause avec le tempérament, les saisons, les climats, le sol et le régime, de leur diagnostic avec le traitement, de leur état simple avec les complications, elle offrait un ensemble dans lequel tout était lié, coordonné, facile à saisir; la pyrétologie passait, en un mot, pour être une des parties les plus complètes des sciences médicales. Aussi a-t-elle légitimement regné dans les écoles, et s'y maintiendra-t elle malgré les aggressions de nos modernes réformateurs, jusqu'à ce que l'étiologie ait entièrement soulevé le voile qui nous dérobe encore la cause réelle de la fièvre. Nous pouvons donc le dire sans craindre d'être démentis ; cette doctrine sera toujours aux yeux des hommes éclairés, un glorieux monument de l'époque où elle parut. Que ceux qui se croient autorisés à l'abandonner par cela seul que l'affection locale est mieux connue dans certaines fièvres, veuillent réfléchir que nous le serions également de rejetter cette cause prochaine, puisque l'isolement où se trouve l'état fébrile dans la fièvre intermittente et dans l'hectique, montre déja qu'il doit être le produit d'une altération immédiate, plus étendue et d'une nature particulière ; ils sentiront peut être enfin toute la vérité de cette maxime, souvent rappelée, mais rarement suivie, que le raisonnement trop isolé de l'observation ne sert qu'à égarer l'esprit.

Les maîtres de l'art ont tenu dès long-temps une marche plus conforme à la bonne logique. Nullement pressés de juger, sobres dans le rapprochement des faits, jamais tranchans dans leurs décisions, ils n'ont avancé leur opinion sur les fièvres qu'avec le doute philosophique qui caractérise les vrais savans. Loin de se livrer à des spéculations scientifiques, même avec l'espérance de quelque réussite, ils ont manifesté leur respect pour la saine doctrine et leur reconnaissance pour ceux à qui nous en sommes redevables. Lorsque Vogel, Clark, Dumas, MM. Baumes et Pinel eurent commencé à décomposer les fièvres, n'avaient ils pas aperçu qu'on ne pouvait plus s'arrêter à leur essentialité? Mais ne possédant pas tous les matériaux d'une doctrine plus complète, ils se contentèrent de rattacher à la théorie reçue la découverte des appareils organiques, des forces vitales et de leurs altérations morbides, et c'est par cette sage retenue qu'ils se sont rendus dignes de coopérer au grand œuvre de la science.

Ce n'est donc pas d'aujourd'hui seulement

que l'on a reconnu l'insuffisance de l'essentialité des fièvres. Pour trouver les premières traces de cette opinion, il faut remonter au 15.e siècle, époque où Henry Scréta, Médecin de Schaffouse, l'émit implicitement dans un ouvrage sur la fièvre putride et maligne des camps, à laquelle il assigna pour cause l'inflammation des viscères abdominaux.

Au reste, le mot *essentielles* n'en imposait aucunement aux praticiens habitués à démêler la nature, et à la bien voir à travers les classifications et les nomenclatures plus ou moins bizarres dont elle était enveloppée. Celui qui observait avec un peu d'attention les phénomènes morbides, leur analogie, leur succession naturelle, et qui remontait à leur cause pour en tirer les indications curatives, pouvait-il ne pas voir que dans la fièvre bilieuse, par exemple, les saburres gastriques ne sont pas la seule cause de la fièvre, puisqu'elles agissent sur le tube intestinal dont l'altération donne lieu aux nausées, à l'anorexie, à l'enduit muqueux et jaunâtre de la langue, à la douleur épigastrique, etc.? Et une fois parvenu à distinguer cette affection morbide locale, ne devait-il pas présumer qu'elle ne constitue point encore la cause la plus directe de cette fièvre, qui ne la suit pas immédiatement et lui succède dans certaines circonstances? On abandonne le cadre artificiel de la pyrétologie, dès qu'on arrive auprès des malades. L'analyse devient alors le guide le plus sûr, la principale source des indications curatives. La fièvre paraît-elle simple? On la juge essentielle, et on la traite en conséquence. L'a-t on décomposée? Sa cause prochaine fournit les principales données du traitement. C'est ainsi que les praticiens dirigés par l'observation et le raisonnement, selon le précepte du vieillard de Cos, ont toujours été en possession de la véritable science, de la saine doctrine, pendant que l'esprit de système la présentait, dans les écoles, plus parfaite ou moins avancée qu'elle ne l'était réellement.

Cependant, l'essentialité des fièvres, telle qu'on l'a conçue jusqu'à présent, recevait chaque jour de nouvelles atteintes, surtout par les acquisitions dont l'anatomie pathologique enrichissait l'étiologie. Elle a été tour-à-tour attaquée et défendue par des savans d'un talent distingué. On a objecté, d'une part, que la fièvre n'est jamais primitive, et que l'affection locale qui la produit, se rencontrait par fois séparément, d'où l'on a conclu qu'elle n'est point essentielle; de l'autre on soutenait que cette affection locale n'est pas toujours évidente dans les fièvres putride et ataxique; qu'alors même qu'on la démêle sans peine, elle ne forme qu'une complication; enfin, que pour être autorisé à rejetter entièrement l'essentialité des fièvres, il faudrait avoir constaté, non seulement l'existence d'une affection locale, dans chacune d'elles, mais encore les rapports de cette dernière avec l'état fébrile; c'est-à dire, avoir prouvé que la fièvre est plutôt l'ombre d'une maladie, qu'une maladie elle-même, comme Pierre Frank l'a avancé (1).

Tous les raisonnemens doivent échouer devant les faits. La tâche de la critique étant remplie, à quelle doctrine fallait il s'arrêter? Elles paraissent également erronées, en tant qu'exclusives. Celle des fièvres essentielles n'est plus, à l'instar des progrès de l'étiologie; l'autre suppose démontré ce qui est encore en question. Il était aisé de prévoir les résultats d'une controverse qui n'avait guère pour but que de revendiquer les droits de la théorie reçue. Incertains sur le parti qu'ils avaient à prendre, la plupart des praticiens ont persévéré dans les principes qu'ils avaient reçus; quelques-uns n'ont pu résister à l'attrait de la nouveauté; d'autres ont rejetté le

(1) *Traité de Médecine pratique*, traduit par M. Goudareau.

raisonnement pour s'en tenir à l'expérience. Delà cette divergence d'opinion aussi affligeante pour les médecins que pour les malades, et qui accrédite parmi les gens du monde la fausse idée que la médecine n'a pas de principes fixes.

Il n'y avait qu'un moyen capable de dissiper tous les doutes, de rallier tous les esprits, c'était de présenter la pyrétologie, telle qu'elle est dans l'état actuel de nos connaissances, et pour cela, mettant en œuvre les matériaux recueillis jusqu'à ce moment, de reconstruire l'édifice sans en déguiser les imperfections. L'on aurait ainsi obtenu l'unité de doctrine, si ardemment désirée de tous les hommes de l'art, et l'opinion étant dès-lors invariablement fixée, il eût été facile de diriger vers l'observation les efforts que l'on a faits pour soutenir sur l'essentialité des fièvres, une discussion déjà fastidieuse par la répétition de mêmes argumens, quelque habileté que l'on mette à les reproduire sous des formes nouvelles.

Bien des praticiens m'auront devancé, sans doute, dans ce travail dont ils avaient senti comme moi l'importance ; mais la plupart des autres n'ont ni le loisir, ni la facilité de se livrer aux recherches qu'il exige. Le précis de celles que j'ai faites pour mon propre compte, pourra donc leur offrir quelqu'intérêt. Qu'ils veuillent bien me suivre dans l'exposé des faits et des principes que j'en ai déduits, ils jugeront bientôt si j'ai vu ce qui est, tout ce qui est dans les fièvres; en un mot, si j'ai atteint le but que je m'étais proposé.

Rappelons d'abord, ce que l'on ne saurait trop répéter, que quiconque désire acquérir une connaissance exacte des maladies, doit avant tout se soustraire à l'influence de ses opinions préconçues, des systèmes, de l'autorité, de l'habitude et même des mots dont on se sert si communément sans en avoir déterminé la signification. La vérité veut être abordée d'une manière franche et libre : on la chercherait vainement si l'on ne s'en est rendu digne par la réunion des qualités indispensables à un bon observateur.

En procédant à l'analyse des fièvres, nous commencerons donc par supposer qu'elles s'offrent pour la première fois à nos regards, ce qui n'empêchera pas de les observer avec toutes les ressources que fournit l'état actuel de la pathologie, je veux dire, avec la connaissance des symptômes, des signes, et des causes constatées, qui ne seront pour nous que ces faits déjà vérifiés.

Ouvrons une salle de fiévreux. Au premier aspect elle nous présente des malades alités, ne pouvant ni marcher, ni dormir, ni manger, agités, accablés et souffrans. Toutes les fonctions de l'économie animale sont plus ou moins lésées ou altérées ; l'on remarque surtout l'exaltation de la chaleur et l'accélération du pouls ; nous apprenons d'alleurs que l'invasion de la maladie a été subite. Assurément cet état soutenu ne pourrait être plus opposé à l'état physiologique où l'homme jouit de la plénitude de ses forces et de ses facultés. La transition rapide de l'un à l'autre suffirait seule pour prouver que les phénomènes pathologiques sont soumis à un ordre particulier ; mais l'ordre morbide se dessinera de plus en plus quand nous ajouterons que les pyrexies ont une marche régulière, des périodes successives et bien tranchées ; qu'elles se terminent promptement par la convalescence, la mort, ou par une autre maladie ; enfin si, remontant aux circonstances antécédentes, on nous affirme que la fièvre s'est déclarée à la suite d'un excès d'aliment ou de boisson, de travail ou de tout autre violent écart de régime.

Telle que nous venons de la voir, la fièvre étant à peu près la même chez tous nos malades, nous ne pourrions en ce moment la considérer que comme le simple résultat de la chaleur animale exaltée, qui en constitue le caractère dominant. C'est sans doute ainsi que la jugèrent les premiers observateurs, à cette époque reculée où les Egyptiens plaçaient les fiévreux à la vue des passans dont ils recueillaient les avis, et lorsque chez les Grecs elle fut désignée, sous le nom de πυρέτος, dérivé de πυρεσσω, je brûle.

Poursuivons. Cette chaleur a été ordinairement précédée d'un sentiment de froid ou de frisson, avec malaise, anxiétés, resserrement, pâleur et sécheresse de la peau, lassitudes, quelquefois tremblement, sensibilité plus ou moins exaltée, abattement, etc.; elle est accompagnée d'éréthisme avec dilatation ou expansion des tissus, et se soutient beaucoup plus long-temps que le frisson. Arrivent enfin la détente et les évacuations qui annoncent le retour des fonctions à leur état naturel. Ces états successifs, dont la durée et l'intensité diffèrent suivant la nature de la maladie, forment les trois périodes de la fièvre.

Les signes auxquels nous les avons reconnus, et qui se tirent de l'altération des organes et des forces vitales, ne sont cependant pas assez constans pour que nous puissions établir sur eux seuls le diagnostic de la maladie. Le frisson est par fois nul ou à peine sensible ; l'exaltation de la chaleur manque dans certaines fièvres malignes où le pouls s'éloigne à peine de son rythme naturel : la disparition des symptômes n'indique souvent qu'une solution incomplète ou apparente de la fièvre.

L'altération morbide des humeurs va nous offrir des caractères plus fixes, et qui, coïncidant avec ceux dont nous avons parlé, leur donneront une nouvelle force. La première période de la fièvre catarrhale, par exemple, présente une expuition plus abondante et plus difficile qu'à l'ordinaire, de mucosités claires, épaisses, filantes, âcres; elles ont une apparence de crudité par comparaison avec celles qui seront expulsées dans la suite. Durant la seconde période, l'activité de la secrétion se soutient, ou augmente, et les matières muqueuses semblent éprouver une élaboration qui les rend plus douces, opaques, quoique toujours abondantes. Dans la troisième période enfin, la secrétion perd son excès d'activité, les mucosités sont floconneuses, se détachent plus facilement et reviennent à leur état naturel.

Les anciens, moins avancés que nous dans la connaissance des organes et de leurs fonctions, durent s'attacher à la considération des humeurs, puisqu'elles fournissent les signes les plus palpables des différens temps de la fièvre. L'analogie des changemens qu'elles éprouvent, avec celui qu'on leur fait subir par le feu, *in vitro*, fit naître l'idée de la crudité, de la coction qui lui succède, et l'on donna le nom de crise à l'opération de la nature par laquelle là fièvre se juge. Ainsi, mettant à part l'hypothèse, d'ailleurs très vraisemblable, de la coction et de la crudité, la théorie ancienne reposait sur des bases incontestables, sur des faits tels que nous les observons aujourd'hui. L'explication qu'ils ont donnée des opérations de la nature, l'évaluation des signes qui les annoncent étaient si rigoureusement déduites, tellement justes, que les préceptes thérapeutiques d'Hippocrate fondés sur elles, sont encore ceux que l'on suit avec le plus de succès au lit des malades, malgré les nombreuses et brillantes découvertes de la médecine moderne.

En même temps que ces périodes successives qui sont les mêmes chez tous nos malades, mais que nous retrouverons également dans beaucoup d'autres maladies, notamment dans l'inflammation, la fièvre présente des formes qui lui sont propres. Ici nous la voyons *continue*, ou dont le cours n'est pas interrompu, là, *intermittente*, ou marquée par des accès réguliers que sépare une apyrexie complète, ordinairement assez longue, et quelquefois très-courte ou nulle; ailleurs, *remittente*, ou continue avec des paroxysmes, sortes d'accès qui reviennent périodiquement chaque jour, ou de deux jours l'un. C'est ce qu'on nomme les *types* de la fièvre; ils lui sont tellement essentiels qu'on ne la rencontre jamais sous d'autres formes. Nous marquerons seulement quelques variétés dans chacun d'eux. L'intermittente, par exemple, peut être quotidienne, ou tierce, quarte, double-tierce, double-quarte, etc. La rémittente dure ordinairement de 40 à 50 jours, et se termine quelquefois plus tôt. La continue se juge le 4 ou le 7, le 11, le 14, le 17, le 21, et se prolonge par fois jusqu'au 60.e jour.

La périodicité que l'on a remarquée dans certaines fièvres ne leur appartient pas exclusivement. On l'a dès long-temps signalée dans une foule d'autres maladies : il est peu de praticiens qui n'aient eu occasion d'observer quelques-unes de ces dernières. On sait que Casimir Médicus en a recueilli un grand nombre d'exemples qu'il a classés, et dont il a tâché d'assigner la cause dans son excellent ouvrage (1).

L'analogie que présentent les accès de ces diverses maladies porta d'abord quelques auteurs à penser qu'elles devaient être de la même nature, Mais cette opinion acquit une nouvelle force, quand le quinquina parut constituer en quelque sorte le spécifique de toutes les maladies périodiques. Ce fut alors que C. Médicus se crut autorisé à les ranger dans une seule classe, Il suffira pourtant de les examiner avec attention pour se convaincre que cette opinion ne repose que sur des apparences trompeuses.

(1) *Traité des Maladies périodiques sans fièvre.*

En effet, si au lieu de s'arrêter à cette analogie, on envisage les maladies périodiques sous toutes leurs faces, on aperçoit bientôt des points de dissemblance qui ne permettent plus de les confondre entr'elles. La fièvre se manifeste constamment avec les mêmes symptômes caractéristiques, les mêmes périodes, les mêmes types ; tandis que les accès des maladies non fébriles sont extrêmement variables. C. Médicus dit formellement qu'elles n'ont pas de *périodes déterminées*. D'une autre part, le quinquina, que l'on peut administrer indistinctement dans toutes les rémissions de celles-ci, ne convient ordinairement qu'après un certain nombre d'accès d'une fièvre intermittente. Enfin, et ce que l'on n'a pas assez remarqué jusqu'à présent, les maladies sans fièvre ne sont que des névroses pures qui cèdent également à l'emploi des antispasmodiques, ou sans l'influence de quelque affection morbide qui réclame l'usage de l'écorce du

Pérou. Les fièvres, au contraire, paraissent appartenir à une lésion spéciale de la vie de nutrition, comme nous aurons occasion de le prouver plus tard. Nous reconnaîtrons, en conséquence, dans la périodicité morbide, un des phénomènes, et si l'on veut, un des principaux phénomènes de la fièvre. Mais il restera toujours une très grande différence entre cette maladie et celles qui ne sont point fébriles, sous les rapports de leur siége et de leur nature. Cette périodicité dépend-elle uniquement, comme l'a pensé C. Médicus, de l'influence des voies digestives sur les autres parties du corps? Nous espérons en donner dans la suite une idée plus juste.

Un des caractères distinctifs de la fièvre, c'est de se développer à la suite d'une affection particulière, qui l'accompagne et lui imprime en quelque sorte sa couleur, ou du moins qui la tient, jusqu'à un certain point, sous sa domination.

Cette affection morbide n'offrant pas les mêmes caractères dans les différentes fièvres, on l'a distinguée selon qu'elle était inflammatoire, gastrique ou bilieuse, lymphatique, putride et nerveuse. Les anciens avaient décrit ces états morbides avec une rare précision, et les modernes en ont complété le tableau. Les signes auxquels on les a reconnus étaient tirés des qualités morbides des fluides vitaux et des organes qui les contiennent, de la lésion des fonctions et des forces vitales. Nous observons, en effet, dans la gastricité, la lésion des fonctions digestives, la présence des saburres bilieuses, le vomissement ou le dévoiement; dans l'état lymphatique, l'altération des matières muqueuses, qui sont retenues ou difficilement expulsées, et de leur secrétion; dans l'état inflammatoire, l'altération du sang et la lésion de la circulation; dans l'état nerveux, l'altération de l'organe cérébral ou du système dont il est le centre, et la lésion de leurs fonctions; dans la putridité, l'altération sceptique des humeurs et la prostration des forces vitales.

Cette prostration des forces étant le symptôme pathognomonique de l'état putride, ce dernier semble rentrer naturellement dans l'état nerveux; il ne reste donc plus que les quatre premiers. Or, si nous considérons que les modes inflammatoire, bilieux, pituiteux ou lymphatique, et nerveux, dominent dans le système vivant; qu'on les retrouve dans les quatre tempéramens, et dans les diathèses qui leur correspondent; si nous observons dans ces diathèses leurs rapports avec les quatre saisons de l'année, avec les climats, le sol, et le régime, qui en augmentent la prédominance et paraissent en être la cause occasionnelle; si ces modes morbides généraux précèdent la fièvre, l'accompagnent constamment l'un ou l'autre, et lui impriment leur caractère; si nous les voyons combinés avec elle de manière à former une partie constituante de la maladie : penserions-nous à isoler ces deux parties constituantes de la maladie ? Ne serions-nous pas portés au contraire à reconnaître les différentes affections morbides dont nous venons de parler, pour la cause des fièvres et regarder celles-ci comme essentiellement inflammatoires ou bilieuses, pituiteuses? Telle fut la pyrétologie des anciens. La fièvre n'était, et ne pouvait être à leurs yeux, qu'un effort de la nature tendant à éliminer les humeurs viciées.

Au point où en était alors la science, il leur était difficile, pour ne pas dire impossible, de tirer des faits qu'ils avaient recueillis des inductions plus justes, et d'établir d'autres principes que ceux que l'on a adoptés jusqu'à ces derniers temps. La fièvre se déclare-t elle avec l'état bilieux et la lésion dominante des fonctions digestives ? La diathèse bilieuse a prédisposé à cette altération, et l'accompagne ; la puissance médicatrice de la nature tend à élaborer, à expulser les matières saburrales; la maladie cesse quand elles ont été évacuées : comment ne pas voir, dans cet ensemble morbide, une coordination naturelle des phénomènes fébriles?

Je passerai sous silence le rôle exagéré que les systématiques ont fait jouer aux humeurs et aux solides vivans, les hypothèses et les abstractions idéales dont on a si étrangement abusé. Mon objet n'est pas ici de signaler les erreurs des temps passés, mais de montrer et de suivre, autant qu'il est en moi, la marche réelle de la pyrétologie, telle que l'ont conçue les médecins les plus éclairés, les plus indépendans de l'opinion dominante. Ainsi donc, au lieu de balancer les avantages et les inconvéniens des diverses doctrines pour choisir celle qui paraîtrait la moins défectueuse, ou même pour mettre à profit les explications qui, dans chacune de ces doctrines, seraient le plus satisfaisantes, ce qui nous exposerait à créer un nouveau système peut être plus défectueux, où à n'en avoir aucun, nous nous bornerons momentanément, avec le vieillard de Cos, à la considération générale des diathèses qui paraissent être la cause des fièvres; comme lui, nous resterons assis auprès du malade, afin d'évaluer avec plus de précision les efforts combinés de la nature médicatrice, tendant à se débarrasser des obstacles qui s'opposent au retour de la santé, et celles des actions vitales qui, suivant qu'elles sont salutaires ou nuisibles, réclament la méthode expectante ou agissante.

Avant de franchir les limites de la médecine des anciens, nous pouvons déjà, conformément au précepte de Galien, renouvelé par Barthez, et trop négligé jusqu'à ces derniers temps, donner une attention plus particulière à la partie du corps la plus affectée dans les fièvres. Il n'y a, en effet, presqu'aucun de nos fiévreux qui n'éprouve quelqu'altération plus marquée de l'estomac, ou de la poitrine, de la tête, du bas-ventre, etc. Que cette affection locale soit la cause ou la complication de la fièvre, il n'est pas moins important de la connaître, à raison de son influence sur le reste de la maladie.

Nous touchons à l'une des époques les plus mémorables de la médecine, celle des investigations anatomiques et physiologiques, si puissamment secondées par les progrès des sciences physiques et naturelles. Qui pourrait envisager sans un étonnement mêlé d'admiration, les lumières que répandirent sur toutes les branches de l'art de guérir, la découverte du système nerveux et des forces vitales; celle de la circulation du sang et des phénomènes de la respiration, du système lymphatique et des fluides qu'il contient, de la digestion, de la transpiration, des sécrétions, et en général des tissus organisés, de leur vie propre et de leurs fonctions? Que de conquêtes précieuses pour notre art et pour l'humanité souffrante! et combien n'en ont-elles pas préparé de nouvelles! Ce fut alors, aussi, que les travaux de Descartes et de Bâcon sur les méthodes, montrant les abus de la synthèse et les avantages de l'analyse, ramenèrent les esprits à l'observation, dès long-temps recommandée par Hippocrate, et que commença l'épuration de la médecine, comme celle de toutes les sciences dont les abstractions purement idéales avaient obscurci l'horizon.

Pour nous renfermer autant qu'il est possible dans cette voie naturelle, joignons à nos fiévreux une salle de maladies apyrétiques. Le tableau séparé des affections morbides qui n'appartiennent pas à la fièvre proprement dite, rendra plus facile la juste appréciation de celles qui la constituent.

La première chose qui frappe ici nos regards, c'est l'isolement où nous trouvons des différens états morbides avec lesquels la fièvre avait d'abord paru intimément unie. On voit, en effet, l'inflammation dans l'estomac et dans les intestins, comme dans les autres organes, modifiée seulement par la cause qui l'a produite, la texture et la vitalité des tissus altérés; l'affection gastrique bilieuse, dans la simple indigestion ; l'affection de la lymphe et du système lymphatique dans la leucophlegmatie ; l'affection putride des humeurs et de la vie organique dans le scorbut et dans les plaies gangréneuses ; l'affection du système nerveux dans l'hystérie, l'épilepsie, la névrose du système digestif. En même temps, nous remarquons que ces affections morbides ne coïncident pas toujours avec leur diathèse correspondante. Or, puisque ces affections sont locales, puisqu'elles ne sont pas constamment fébriles, ne doit on pas en inférer que la fièvre dépend d'une autre cause, qu'elle est autre chose que telle ou telle de ces affections. Cette conséquence ne sera contestée de personne.

Le mot *affection* paraîtrait peut-être vague, si je ne déterminais le sens dans lequel j'ai cru devoir le prendre. Toute affection suppose une altération des forces vitales, et l'état de souffrance qui résulte de cette dernière; telles sont en santé les affections morales. Dans l'état morbide, on doit entendre par affection, non seulement la maladie, mais encore les diverses lésions des fonctions dont celle-ci se compose. Ainsi la lésion sympathique des facultés intel lectuelles, la céphalalgie frontale, etc., que l'on observe dans le cours d'une fièvre gastrique, sont des affections, comme la lésion des fonctions digestives. Il y a donc des affections idiopathiques et des affections sympathiques. Il faut les diviser en outre, selon qu'elles sont vitales ou organiques : les premières dépendent d'une simple altération des forces, et les autres d'une altération ou d'une lésion des organes. Dans l'affection gastrique, par exemple, la douleur sus-orbitaire, le vomissement, le dévoiement, les malaïses, surviennent de diverses altérations vitales; l'altération organique est dans quelque partie des tissus du tube alimentaire.

En quoi consiste l'altération des tissus organisés? Nous l'ignorons. On ne l'a pas encore déterminé : elle se manifeste seulement par des effets non équivoques. Bien que les forces vitales soient en excès dans l'inflammation, il n'est pas moins certain que l'inflammation ne peut plus être comparée à une simple irritation : ces deux affections diffèrent essentiellement l'une de l'autre. Nous verrons aussi que les fluides vitaux et les tissus organisés se trouvent souvent altérés en même temps, et qu'il survient fréquemment une réaction vitale.

En somme, l'affection morbide suppose toujours l'altération des forces vitales simple; ou avec l'altération des fluides et des tissus souvent accompagnée de réaction vitale. Ce mot n'est donc pas impropre :

nous l'avons jugé nécessaire, d'autant que, ne supposant rien de trop abstrait, il se concilie avec le calcul ordinaire des forces vitales.

Nulle part l'insuffisance du langage ne s'est plus fait sentir que lorsqu'on a défini l'inflammation : *l'exaltation de toutes les propriétés vitales*, et qu'on a prétendu réduire la putridité à la simple *adynamie*. Ne faut-il pas distinguer en outre dans la première, l'altération des tissus affectés et du sang ; dans la seconde, l'altération des organes qui servent à la nutrition, et la putridité des humeurs, qui est si souvent cause de l'*adynamie ?*

Si cette affection nous est inconnue en elle-même, on ne sait pas mieux en quoi consistent l'érysipèle, la goutte, le rhumatisme et tant d'autres maladies dont l'altération organique n'est pas équivoque. Nous aurons du moins un signe qui en confirmera les conditions essentielles.

La fièvre nous a déjà paru autre chose que

l'affection locale qui la détermine. Son existence propre va se prononcer de plus en plus, à mesure que nous avancerons. L'expérience a prouvé depuis long temps que la fièvre intermittente simple cesse pour l'ordinaire d'elle-même après le 7e accès; qu'on l'enraie vainement avant cette époque, ou tant que la cause qui l'entretient est assez puissante pour la renouveler; mais que l'on est assuré de la faire disparaître au moyen du quinquina ou des amers, si elle persiste, dès que l'affection locale commence à s'éteindre. Cette fièvre est d'ailleurs extrêmement bénigne, régulièrement dessinée, et facile à traiter. En existe t il de plus simple, et surtout dont on puisse ainsi se rendre maître par le spécifique? Enfin, il est reconnu que cette substance a peu de prise sur la fièvre rémittente, et que la continue lui résiste presque toujours. L'intermittente sera donc pour nous la plus simple de toutes les fièvres.

Il est vraisemblable que Vogel en avait porté le même jugement, lorsque, procédant du simple au composé, il la mit à la tête de sa pyrétologie. On ne voit pas du moins quel autre motif l'aurait déterminé à changer l'ordre établi par les anciens.

Selle fit faire un pas de plus à la science, en isolant la fièvre, ou l'état fébrile, des maladies qu'elle accompagne, et qu'il regardait comme primitives. Il montre le vice des définitions qu'on en a données, et l'impossibilité où l'on est de la définir d'après ses symptômes. Mais après avoir reconnu » que la nature du » corps animé est constituée par l'union de » l'ame avec lui ; que dans le monde matériel » on ne peut imaginer une puissance sans une » cause matérielle qui l'ait précédée ; que la » modification de la matière est la première » base des divers aspects sous lesquels on puisse » envisager la puissance et ses phénomènes ; — » que cette modification constitue seule l'es-

» sence absolue d'une chose, et que par son se-
» cours nous pouvons déterminer la nature
» des maladies (1) ; » Il finit par dire : « La
» nature de la fièvre consiste dans un vice par-
» ticulier des fluides et des solides, ou des
» uns et des autres. » Toutefois le professeur de Berlin, dont la dialectique serrée avait réduit à leur juste valeur les opinions émises jusqu'à lui sur la fièvre, ne s'est point dissimulé l'insuffisance de ses généralités : il en convient avec franchise.

L'état fébrile ne paraît dans aucune autre fièvre, aussi éloigné, aussi libre que dans l'intermittente simple. Il est autre chose que l'affection locale qui le détermine, puisque nous l'avons rencontrée sans lui ; elle ne le tient pas tellement sous sa domination, que l'on ne puisse le combattre séparément. Dépendrait il d'une diathèse, d'une disposition particulière du système vivant ?

(1) *Pyrétologie méthodique*, traduite par M. Nauche.

Nous n'essayerons pas d'expliquer comment la fièvre se lie aux diathèses, pour découvrir jusqu'à quel point elles concourent à son développement. Nous cherchons la vérité : les hypothèses auxquelles nous serions obligé de recourir, ne serviraient qu'à nous en détourner. Le peu de succès que l'on a obtenu de ces sortes d'investigations, suffit pour nous convaincre que l'on ne doit jamais abandonner l'observation. Or, si nous l'avons consultée avec toute l'attention convenable, il en résulte que les diathèses impriment leur caractère à la maladie, mais qu'elles exercent leur influence moins sur la fièvre que sur l'affection locale qui l'accompagne. La diathèse bilieuse, par exemple, pourra prédisposer à l'affection gastrique, s'y combiner et concourir ensuite au développement de la fièvre. Que la fièvre gastrique survienne, au contraire, chez un sujet lymphatique, la diathèse pituiteuse n'y jouera qu'un rôle plus secondaire, puisqu'elle n'apporte dans la maladie que des modifications très légères. L'influence des diathèses sur l'état fébrile paraîtra plus faible encore, si l'on réfléchit qu'elles ne peuvent le développer que par l'intervention d'une affection locale, avec irritation, ou inflammation, et qui, rompant tout à coup l'équilibre des forces, produit l'invasion subite de la fièvre. Si la diathèse en était la seule cause, l'invasion devrait s'opérer lentement. On ne verrait pas la diathèse inflammatoire, par exemple, portée à un haut degré, se soutenir assez longtemps jusqu'au moment où la fièvre se déclare. Nous reviendrons sur ce sujet.

Faut il admettre, comme on l'a prétendu dans ces derniers temps, que la fièvre dépend uniquement de la disposition physique de l'individu. Ce mot *disposition* est bien abstrait, bien indéterminé pour satisfaire un bon esprit, et moins propre à expliquer la production de l'état fébrile, qu'à couvrir l'ignorance de ceux qui n'ont pas eu le courage de remonter à sa cause directe, ou la mauvaise foi de ceux qui s'obstinent à méconnaître dans l'ensemble des actes de la vie, les efforts que la nature ne cesse de faire pour opérer la guérison. Comment cette disposition si variable, si variée dans le système vivant, produit elle la fièvre avec des caractères aussi constans? Ne devrait elle pas au contraire en multiplier les types, comme elle diversifie les accès des névroses? C'est que la fièvre tient à une cause plus directe, que nous avons déjà apercue, et dont nous indiquerons le siége. La disposition, telle qu'on doit l'entendre, consiste dans un dérangement de l'état sain, avec action, augmentée ou diminuée, irrégulière, des forces vitales : elle peut être morbifique; mais seule, elle ne serait pas capable de développer la fièvre. Ce que l'on a nommé disposition morbide était une véritable maladie.

Du reste, on pense bien qu'en regardant la

fièvre intermittente comme la plus simple, nous n'adopterons pas la subdivision imaginée par Voullonne (1) et d'autres auteurs, pour expliquer la combinaison de l'intermittente avec la continue, des deux tierces, des deux quartes, etc. Au lieu de faire comme eux, autant d'êtres distincts, autant de fièvres qu'il y a de types primitifs, nous ne saurions voir dans ces derniers que des modes généraux d'un même être, la fièvre. Cette opinion a été celle de tous les bons auteurs, et notamment de M. Baumes. » On sent, dit ce savant profes- » seur, qu'il faut quelque chose de plus pour » créer une fièvre plutôt rémittente qu'intermit- » tente; mais on sent aussi que ces affections fé- » briles sont de la même famille, que leur nature » est identique, et qu'en détruisant ce que la » fièvre rémittente a de plus, on en fera de suite » une fièvre intermittente, sans admettre la

(1) *Traité des Fièvres rémittentes.*

» nécessité de leur arrangement successif et réciproque (1). »

Dans ces combinaisons purement hypothétiques, la correspondance des accès d'une fièvre double-tierce, double-quarte, ne présente, en effet, qu'une variété notable seulement pour la direction de la méthode curative. On distingue, il est vrai, les types intermittent et continu dans la fièvre rémittente, ce qui a porté quelques auteurs (Strack, J. Franck) à ne connaître que ces deux formes primitives. Cette division paraissait d'autant plus fondée au premier aspect, que l'on parvient dans certains cas à simplifier la maladie en dissipant les paroxysmes, sans augmenter l'intensité de la continue, dont le cours se soutient comme à l'ordinaire, si toutefois il n'en est abrégé. Un examen plus réfléchi doit bientôt dissiper tous les doutes. La fièvre a toujours

(1) *Mémoire sur les Fièvres intermittentes.*

conservé ses caractères spécifiques, la fréquence du pouls, l'exaltation de la chaleur animale, ses périodes successives : elle n'a donc point changé, quant au fond.

La grande difficulté était de concevoir comment les types intermittent et continu se manifestaient en même temps. Pour la surmonter, après avoir isolé l'état fébrile, comme le fit Selle, il suffisait d'observer attentivement les fièvres, de les comparer les unes aux autres et d'en noter les différences : l'idée de ses modifications se serait présentée d'elle même. Deux qualités opposées ne peuvent se rencontrer si multanément dans un corps simple; mais on les trouve parfois mixtes, en raison de la di minution réciproque de leur intensité. Or, c'est ce qui arrive dans la fièvre par rapport à ses types intermittent et continu, d'autant qu'il s'agit moins ici de deux choses diamétra lement opposées, comme la force et la fai blesse, que des deux modes d'exaltation des forces vitales.

La fièvre rémittente n'offre, en effet, ni l'intensité de la fièvre continue simple, ni celle des accès d'une intermittente légitime. Les modes intermittent et continu s'y manifestent ensemble ; mais l'un est plus libre que l'autre. De la somme totale des forces qui serviraient à une continue bilieuse ordinaire, une partie reste à la disposition de la nature qui s'en sert pour opérer une réaction régu lière et périodique ; tandis que l'autre est enchaînée, fixe, jusqu'à ce que la cause qui la détermine ait cessé de la soutenir. Ne devons nous pas présumer que la fièvre provient d'une altération particulière, tantôt assez prononcée pour produire le type continu, ou continent, selon quelques auteurs, tantôt assez faible pour constituer la rémittente? Cet état mixte des deux types fébriles deviendra plus palpable dans la suite, lorsque nous aurons une idée des différens élémens dont se composent les fièvres.

Ces considérations auxquelles nous nous sommes arrêtés sur l'état fébrile, étaient nécessaires à l'intelligence de ce que nous avons à dire de l'affection locale qui le détermine. On aurait moins facilement saisi les rapports de cette affection avec la fièvre proprement dite, si nous n'avions préalablement donné quelques notions de cette dernière.

Poursuivons. L'inflammation aiguë s'est présentée seule dans le phlegmon, l'érysipèle, les plaies récentes, tandis que l'on observait par fois la fièvre inflammatoire sans cette affection locale, du moins apparente : d'où il est naturel de conclure que l'inflammation ne cause pas toujours la fièvre, et que quand on les rencontre ensemble, ce n'est que par complication. Cependant si les exemples de fièvre inflammatoire simple sont extrêmement rares; si l'on observe au contraire que l'inflammation même peu aiguë des viscères abdominaux, par exemple, précède quelquefois la fièvre et débute souvent avec elle; que ces deux altérations morbides suivent les mêmes périodes; que leur durée est à peu près la même, et qu'elles se terminent en même temps ; cette succession des deux altérations, leur coïncidence, leur union intime, nous forcent à reconnaître, avec Selle, l'inflammation locale pour la cause de la fièvre inflammatoire.

Gardons nous toutefois de trop généraliser le principe. Tant qu'il existera des exemples de fièvre inflammatoire simple, ou sans aucune inflammation locale appréciable à nos sens, admettrait-on exclusivement cette dernière? Quel siége faudrait-il lui assigner? La raison et la prudence nous imposent également le devoir de nous arrêter à ce qui est, uniquement à ce qui est, afin d'éviter les funestes conséquences que ces suppositions fausses entraîneraient infailliblement dans la méthode curative, où le premier, le plus important des préceptes, sera toujours de ne pas nuire. *Adjuvare aut saltem non nocere* (Hipp). Ainsi donc on ne cessera de traiter comme simple toute fièvre dont l'affection locale ne sera point manifeste. Il est inutile d'observer que dans le cas où cette affection ne paraîtra pas être la cause de la fièvre, on doit la considérer comme une complication.

La restriction que nous admettons relativement aux cas de fièvre sans affection locale apparente, n'infirmera point d'ailleurs les généralités que nous établissons ici. Ce serait une bien grande erreur de prétendre à une certitude mathématique dans le calcul des phénomènes du corps vivant, le plus sensible, le plus mobile, le plus variable, le plus complexe qui existe. La science de l'homme ne se compose que de probabilités; aussi la considère t on comme la plus difficile de toutes les sciences : les exceptions y confirment les règles.

Les saburres bilieuses ou muqueuses ont

passé long temps pour la seule cause de la fièvre continue bilieuse ou gastrique; et bien qu'Hippocrate eût insisté sur les avantages d'une sage expectation quand la marche de la maladie est favorable à la solution désirée, l'on n'a guère pensé qu'à évacuer ces humeurs, ayant toutefois égard à l'irritation de l'estomac ou du système, qui contr'indique l'emploi des purgatifs et des émétiques. Des notions plus étendues sur les tissus organisés, leur vie propre, et les altérations dont ils sont susceptibles, ont enfin permis de s'élever à des considérations plus générales et plus justes, dans lesquelles les fluides et les solides vivans se trouvent également compris. Aussi les vues curatives que les anciens avaient déduites de l'expérience, sont elles aujourd'hui fondées sur la connaissance approfondie de l'état pathologique des tissus organisés, des fluides et des forces vitales, pour tout pathologiste qui, de sa propre autorité, ne soumet pas exclusivement les humeurs à l'action des organes, ou les organes à l'action des humeurs.

Nous voyons, en effet, que l'estomac n'est ni passivement, ni uniquement affecté par la pré sence des saburres. L'altération qu'il éprouve se soutient durant le cours de la fièvre bi lieuse, et paraît s'étendre à tout le système di gestif, si l'on en juge par les nausées, le vomissement, l'enduit jaunâtre de la langue, la perte de l'appétit, la douleur épigastrique et la difficulté de digérer. L'activité de ce système d'organes étant vicieusement augmentée, notre premier mouvement serait de le considérer comme la cause prochaine de la fièvre. L'action d'un système aussi étendu, aussi important semblerait se communiquer à tout le reste du corps et développer ainsi l'état fébrile. Ce fut la pensée de Dumas. Il divisait le corps en systèmes sanguin, digestif, lymphatique, nerveux, dont l'action augmentée lui parut être la cause des fièvres. Cette théorie, dans laquelle il conciliait l'action des fluides et des solides, est néanmoins trop incomplète, en ce qu'elle n'explique pas comment les organes digestifs, dont l'altération domine la fièvre, se trouvent quelquefois dans une débilité qui réclame l'emploi des toniques; comment l'action des émétiques et des purgatifs n'ajoute pas à cette altération. Elle n'explique pas non plus l'invasion subite, la courte durée et la prompte solution de la maladie. Prétendrait-on que l'équilibre des forces vitales, qui jusqu'au moment où la fièvre se déclare, avait résisté à la dépravation des humeurs, a été rompu tout-à coup, et que de là sont résultés le *collapsus virium*, l'irritation nerveuse, le frisson et successivement l'exaltation de la chaleur générale, en un mot la réaction fébrile? Cette rupture a lieu; mais la cause n'en est pas déterminée.

Si de l'appareil des organes digestifs et de la lésion de leurs fonctions, dont on n'a pu tirer que des généralités très-vagues, nous passons à l'examen des tissus affectés, l'altération, que nous avions admise par induction, s'offre à nos regards plus ou moins circonscrite. On observe avec M. Pinel, la membrane muqueuse plus injectée, et colorée que de coutume, par fois phlogosée, non dans toute son étendue, mais seulement dans quelques-unes de ses parties, comme le prouvent les traces d'inflammation qui restent après la mort et dont M. Chaussier a précisé les caractères. Le siège de cette altération paraît être spécialement, selon M. Broussais, dans l'estomac et dans les intestins grèles.

On pense bien qu'elle ne constitue pas seule l'état gastrique, comme l'ont imaginé les solidistes. Il se présente donc ici, pour le médecin qui remonte à la double considération des fluides et des tissus organisés, une question à résoudre, savoir : quels sont les rapports dans lesquels se trouvent les saburres et l'altération morbide des membranes du tube intestinal ? ou en d'autres termes, l'altération morbide de ce membranes est-elle primitive ou secondaire ?

Sans doute la présence des saburres en trop grande quantité ou dépravées peut produire cette altération des membranes; on ne saurait en douter, lorsque l'emploi d'un émétique ou d'un purgatif suffit pour dissiper l'affection gastrique simple, et c'est ce qu'on observe communément. Mais elle provient quelquefois aussi de la rétrocession d'un érysipèle, d'une dartre, de tout autre vice spécifique, où des causes diverses qui déterminent l'irritation du tube digestif. L'amas des saburres n'est alors que le résultat de la sécrétion plus abondante et viciée du suc gastrique, de la bile et des mucosités. Aussi ne se manifestent-elles point, comme dans le cas précédent, dès les premiers jours de la fièvre. La langue est peu chargée et sèche; les vomissemens n'amènent que quelques mucosités. C'est dans cette circonstance que les évacuans ont été nuisibles; l'irritation qui domine les contr'indique. Toute fois, ces humeurs bientôt versées en abondance se dépravent, tant par leur séjour prolongé dans le tube intestinal, que par l'exaltation de la chaleur fébrile. Après avoir été effet, elles deviennent cause, et entretiennent, aggravent même la maladie, si la nature ne leur oppose une résistance suffisante, si elle ne les adoucit par une élaboration particulière, ou enfin si l'on n'a pas la possibilité de les expulser sans courir le risque d'augmenter l'altération des membranes. Cette altération morbide est donc tantôt primitive, tantôt secondaire.

Nous remarquerons en outre, et c'est ce qui nous importe le plus, qu'elle existe toujours, et qu'elle constitue le phénomène le plus fixe, le plus nécessaire de l'affection ou de l'état gastrique, et par suite de la fièvre bilieuse. Notre opinion à ce sujet paraîtra plus fondée encore, si l'on observe qu'après avoir débarrassé, par les évacuans indiqués, les premières voies de la présence des saburres, la fièvre, quoique simplifiée au moyen de cette médication, ne suit pas moins sa marche régulière, jusqu'au terme relatif à son type (1).

Ainsi que l'état gastrique, l'état morbide lymphatique se compose de l'altération des fluides et des organes qui les secrètent ou les contiennent. La lymphe dépravée entraîne l'altération des glandes et des membranes muqueuses, ou de quelques-unes de leurs parties; l'irritation détermine l'afflux des humeurs, et

(1) M. de G., âgé de 17 ans, bien constitué, avait depuis quelques jours moins d'appétit qu'à l'ordinaire ; c'était en été. Après avoir pris quelques fruits acidules et des légumes farineux, il eut une indigestion et rejeta ses alimens ; mais le frisson, la fréquence du pouls, la chaleur qui survint ensuite, la bouche amère, la langue chargée, jaune, les urines rouges, le dévoiement, la faiblesse générale, etc., annoncèrent la fièvre bilieuse. (Boisson rafraîchissante ; diète.)

Le 2e, colique, nausées, douleur de tête, peu de frisson. (Vomitif qui fit rendre beaucoup de saburres bilieuses ;

le catarrhe est formé. Souvent on voit, au contraire, une transition subite du chaud au froid causer l'altération des glandes et des membranes, et par suite l'altération de la lymphe. Quelquefois ces deux altérations concourent en même temps à la production de la maladie. Du reste, que les tissus glanduleux et membraneux du système lymphatique soient altérés primitivement ou secondairement, ils le sont toujours dans l'état lymphatique morbide; ils

lavement émollient, fomentations sur l'abdomen, boisson acidulée.)

Le 3e, urines moins colorées, plus de coliques, ni de vomissement. Redoublement de fièvre le soir.

Le 4e, rêvasserie dans la nuit, sommeil agité. Peau sèche et très chaude; soif; le dévoiement a cessé. (Eau de chicorée amère et de réglisse, pour boisson.)

Le 7e, diminution graduée des symptômes, urines avec dépôt critique; selles bilieuses; ventre souple; nuit calme; légère moiteur à la peau.

Le 10e, laxatif; bouillon.

Le 11e. convalescence complète.

deviennent le siége unique de la fluxion, et c'est dans ces organes que la coction s'opère. Le catarrhe simple des amygdales, des bronches, du nez, du tube intestinal, que nous avons observé dans notre salle de maladies apyrétiques, en fournit la preuve. Cette altération des tissus ne pourrait être équivoque dans le nez, la bouche, dans la tuméfaction des glandes salivaires, des vaisseaux lymphatiques affectés. L'analogie des phénomènes du catarrhe de la poitrine avec ceux du catarrhe des intestins, de l'estomac, etc., montre d'ailleurs l'identité de leur cause prochaine.

Le catarrhe local se communique fréquemment à tout le corps, non, comme on l'a dit, par une simple extension de ses effets, mais en raison de la diathèse qui domine; et lorsque cette diathèse est lymphatique, il constitue une double affection catarrhale. La diathèse augmente alors l'intensité du catarrhe, tandis qu'il l'accroît rapidement, de manière à produire une affection morbide du système. Parmi les indications curatives que fournit cette dernière, la plus urgente consiste à évacuer par les sudorifiques la lymphe qui surcharge les vaisseaux et le tissu cellulaire, et de rétablir, de soutenir ensuite la perspiration habituelle. Cette médication, lorsqu'elle n'est pas contr'indiquée, suffit souvent pour dissiper la courbature, et laisse simple le catarrhe qui parcourt ses périodes comme de coutume. Je ne m'arrêterai pas davantage ici à la théorie des maladies lymphatiques, sur laquelle les écrits que nous possédons laissaient encore beaucoup à désirer, quoiqu'ils soient du reste très-estimés.

L'état catarrhal, simple ou combiné avec la diathèse lymphatique, se présente tel que nous l'avons caractérisé, dans les fièvres muqueuses (Sarcone, Roederer et Wagler, Pinel). Il paraît si nécessaire au développement des phénomènes fébriles, que nous ne pouvons nous dispenser en ce moment de le considérer comme la cause prochaine de la fièvre muqueuse ou lymphatique, sans néanmoins perdre de vue l'isolement où nous l'avons trouvé de la fièvre proprement dite, ce qui nous porte à croire qu'elle dépend d'une condition morbide particulière (1).

On a dû regretter qu'après une découverte aussi lumineuse, M. Pinel, plus occupé de

(1) *Fièvre lymphatique continue.*

Mme ***, 38 ans, tempérament lymphatique, éprouva, au bout de quelques jours de malaise et de dégoût pour les alimens, un frisson fébrile qui dura près de 24 heures.

Le 2e jour, pesanteur de tête, langue chargée d'un limon blanchâtre, bouche pâteuse; toux avec expectoration muqueuse et filante; chaleur générale peu augmentée, pouls fréquent, légèrement plein et mou; urines claires; abattement des forces; nuit agitée. (Un grain d'émétique dans une pinte d'eau de chicorée amère; infusion de violette pour boisson; diète.)

Le 3e, quelques selles saburrales, ou stercorales; exacerbation le soir, avec augmentation de la toux.

Le 7e, une prise d'un douzième de grain de kermès

l'enseignement que des progrès de la science, ait en quelque sorte négligé l'observation à laquelle il était redevable de ses succès, pour donner une classification méthodique des fièvres essentielles, c'est-à-dire pour faire un amalgame informe de l'affection locale qui les accompagne, avec les diathèses et l'état fébrile. Je dis *informe*, car l'altération des tissus organisés une fois mise au jour, la diathèse devient secondaire, et l'essentialité des fièvres n'est plus exclusive. Il est vrai que Selle ne fut pas plus heureux, lorsqu'il céda au désir de coor-

minéral dans une cuillerée d'eau sucrée, toutes les trois heures : le pouls est mou et peu fréquent ; la chaleur de la peau très modérée ; la malade est souvent assoupie, quelquefois rêvassant ; elle se plaint de douleurs vagues dans tout le corps.

Le 12e, apparition des règles.

Le 15e, urines avec énéorème ; quelques selles de matières liées ; expectoration plus facile, nuit assez bonne, et durant laquelle la sueur fut abondante.

Le 17e, convalescence.

donner dans un cadre artificiel les maladies primitives et la fièvre, qu'il avait d'abord isolées dans sa division naturelle. Mais l'aveu sincère de sa faute montre du moins combien on doit éviter l'écueil dans lequel il s'est laissé entraîner.

Du reste, Bichat et M. Pinel ne s'étant pas prononcés sur la nature de l'affection locale qui accompagne les fièvres bilieuse et lymphatique, espérerions nous de l'approfondir et d'arriver ainsi à une appréciation plus exacte de l'état fébrile? On a fait pour atteindre ce but des tentatives qui, quoique utiles sous d'autres points de vue, ne pourraient conduire qu'à des résultats insuffisans, qu'à une idée très-incomplète de la fièvre. Supposons un instant que l'altération des tissus membraneux consiste dans une simple irritation, ou dans une inflammation. Pour peu qu'on y réfléchisse, il sera facile de juger qu'aucune d'elles ne peut suffire à l'explication des phénomènes fébriles.

Dès qu'une portion du tube intestinal est irritée, la fibre s'y contracte, la sensibilité en est augmentée ; l'exercice des fonctions digestives est plus ou moins dérangé. L'irritation doit avoir alors assez d'intensité pour être durable et morbide. Bientôt elle devient universelle. Les sympathies de l'état sain étant changées, la faiblesse se manifeste dans tout le corps, avec resserrement spasmodique, frisson, lassitude : enfin l'éréthisme continue dans la seconde période, mais avec expansion des tissus, exaltation de la chaleur vitale, et se soutient jusqu'après la crise. C'est ainsi du moins que l'on pourrait concevoir cette irritation et ses effets successifs. Or, on n'y voit pas la raison de la lésion dominante des fonctions du système sanguin, ni de la débilité qui réclame par fois les toniques. Il semble au contraire que les antispasmodiques devraient seuls la dissiper ainsi que la fièvre, et que les toniques ne pourraient que l'augmenter ; car puisqu'elle n'est pas inflammatoire, il faut qu'elle soit simplement vitale, ou nerveuse comme on l'entend aujourd'hui. Aurions nous recours à une action sympathique des organes digestifs sur le cœur et ses dépendances, pour expliquer l'état fébrile ? cette relation sympathique n'est guère probable. Au reste, que l'on admette la fièvre comme un effet direct de l'irritation, ou comme l'effet d'une sympathie, elle sera toujours une, générale, et dès lors comment se rendrait-on compte de la production simultanée des types intermittent et continu qui s'observent dans la fièvre rémittente? ne supposent-ils pas la coïncidence de deux affections morbides, dont l'une est modifiée par l'autre, et conséquemment l'existence séparée de l'état fébrile?

L'inflammation serait plus admissible. La partie du tube intestinal irrité devenant le centre d'une fluxion, le tissu membraneux se tuméfie, devient rouge; la phlogose est cernée et d'une intensité capable de porter le désordre dans l'économie vivante. On sent qu'au delà du rayon fluxionnaire, les autres parties du corps doivent manquer de force. Une inflammation sub-aiguë, produite par la présence des saburres, par un vice spécifique, ou par tout autre stimulant, semble en effet réunir toutes les conditions de l'état gastrique fébrile. Toutefois si l'on considère que la présence de cette phlogose a été jusqu'ici et sera peut-être encore long-temps un problème ; que l'état fébrile qui devrait en être inséparable, se rencontre souvent sans elle ; et que son unité d'action ne se concilie point avec le double type de la fièvre rémittente, on n'hésitera plus, je pense, à rejeter cette hypothèse, d'autant que l'affection gastrique paraît d'ailleurs tout-à-fait nécessaire à la théorie de la fièvre proprement dite. Cette affection étant donnée, comment l'état fébrile se développe-t-il ? quels sont ses caractères, son siège, ses effets et sa médication? telles sont les questions qu'il s'agit de résoudre.

Pour nous qui n'avons à voir dans les faits que ce qu'il y a réellement, afin d'en tirer les inductions les plus justes, voici ce que l'état gastrique nous a offert de plus positif dans la fièvre bilieuse. Les membranes du tube intestinal sont rarement lésées, leur tissu nous a paru seulement altéré; soit avec irritation, soit avec phlogose, mais toujours avec gonflement et coloration des tissus; et cette altération, telle que Bichat et M. Pinel l'ont décrite, nous l'avons reconnue tantôt primitive, tantôt secondaire ou produite par la présence des saburres; enfin plus ou moins limitée et assez intense pour provoquer le développement de la fièvre.

Ainsi donc, nous reconnaîtrons comme parties constituantes de la fièvre bilieuse, 1.° l'altération des humeurs (saburres et embarras gastrique, le mot ne change point la chose), soit par dépravation directe, soit par vice des secrétions ; 2.° l'altération primitive, ou effet des saburres, des membranes du tube intestinal, communément limitée à quelqu'une de leurs parties ; 3.° la lésion des fonctions digestives ; 4.° la lésion des fonctions du système sanguin ; 5.° enfin la diathèse bilieuse, qui s'y trouve fréquemment combinée.

Les fièvres inflammatoire et lymphatique présentent, comme nous l'avons déjà vu, des altérations, des lésions et une diathèse analogues à celles de la fièvre bilieuse. L'inflammation n'est, en effet, qu'une altération organique plus connue que les autres jusqu'au moment où commence la suppuration, puisque les tissus et les fluides intéressés sont encore susceptibles de revenir à leur état naturel. Quant à l'altération catarrhale ou muqueuse, on l'a distinguée depuis long-temps de l'inflammation : elle consiste dans la sécrétion vicieuse de la lymphe, elle ne passe point à la suppuration, et se termine sans lésion des tissus. Nous ne pourrions confondre ces deux états morbides que par une analogie forcée, que par une ressemblance idéale.

L'opposé de l'inflammation, c'est, dit-on, la putridité : mais que faut il entendre par ce mot, depuis que l'esprit de système en a faussé l'acception? Serait ce l'atonie? on la rencontre simple dans certaines névroses; l'adynamie? elle se manifeste seule dans quelques indigestions; enfin, la putridité prise dans le sens que lui ont donné les humoristes, ne rappelle que l'idée de l'altération des fluides vitaux. L'humorisme et le solidisme étaient trop absolus pour l'envisager sous toutes ses faces. La bonne manière de philosopher en médecine doit conduire à des notions plus exactes. Si tout est animé dans le corps vivant, les humeurs ainsi que les tissus et les organes qui les contiennent; si la présence du sang est tellement nécessaire à l'action des vaisseaux qui le renferment et le font circuler, que sans lui les forces vitales du système artériel seraient bientôt éteintes ; si l'action des fluides et des solides paraît indispensable au *consensus* des différentes parties de l'économie animale, on peut déjà inférer de là que l'état putride se compose, comme nous l'avons vu, de l'altération simultanée des humeurs et des tissus organisés. Cette induction serait pourtant insuffisante : il faut y joindre celles que nous allons tirer des faits pathologiques.

Les fièvres putride et ataxique s'annoncent l'une et l'autre par la lésion profonde des forces vitales. Mais nous observons dans la première la prostration avec les signes de putridité, tandis que dans la seconde elle se manifeste avec l'état nerveux. La distinction que l'on a établie entre ces deux états morbides, est presque toute phénoménale ; on n'a point expliqué comment la prostration des forces les accompagne, et s'ils en sont la cause ou l'effet. Examinons d'abord en quoi consistent l'ataxie et la putridité. Cette analyse doit nous donner une idée plus juste de la lésion que les forces vitales éprouvent dans ces circonstances diverses.

La putridité se manifeste dans une plaie par le changement de la matière purulente qui devient sanieuse, fétide, la pâleur et l'affaissement des tissus. Il ne s'agit plus du travail par lequel la nature élabore et chasse un pus bien formé, identique, qu'on appelle de bonne qualité; mais d'une dégénérescence rapide avec perte de la vitalité. Nous la voyons provenir, tantôt d'une vive affection de l'âme, d'une digestion laborieuse, d'un sédatif très-énergique ou de toute erreur de régime capable d'abattre les forces directement ou par soustraction; tantôt des émanations septiques répandues dans l'atmosphère, et qui, appliquées sur la plaie, se mêlent aux fluides dont elle est humectée. La putridité prend donc sa source dans les solides ou dans les fluides ; c'est ainsi que la pourriture d'hôpital, d'abord spontanée chez quelques malades, se communique ensuite à d'autres par contagion.

Que devient alors la fièvre inflammatoire produite par cette plaie? Si le malade est jeune et robuste, la gangrène sera cernée, et la nature s'opposant par un procédé connu de tous les praticiens, à l'absorption des miasmes septiques, la putridité reste locale. Cependant l'ulcère exerce sur les fonctions de la vie organique une influence nuisible qui dérange les digestions ; la nutrition étant incomplète, l'irritation fait chaque jour des progrès, les forces diminuent, enfin la fièvre perd de son intensité, ses caractères inflammatoires, et dégénère en fièvre hectique. Dans ces circonstances, la vie animale n'offre aucune altération profonde : celle que l'on observe dans les derniers temps de la maladie est consécutive ou accidentelle et légère, proportionnellement à l'état du malade.

Lorsque, au contraire, la nature cerne incomplètement la plaie, les fluides empreints des émanations putrides sont absorbés, et bientôt répandus dans le système par la circulation. Les tissus qui se trouvent en contact avec les humeurs dépravées perdent une partie de leur activité. A cette faiblesse succède immédiatement la prostration des forces. Enfin, la fièvre devient putride; et quoiqu'elle présente alors une marche plus lente et de nouvelles indications curatives, on ne la voit pas moins suivre ses périodes ordinaires; ce qui, par parenthèse, prouve que l'altération putride l'a simplement modifiée en s'en emparant (1).

Or, l'état septique morbide que l'on observe dans la fièvre putride des auteurs, ne diffère pas du précédent. Il s'est formé de

(1) Cette absorption n'est pas généralement admise : mais elle nous a paru aussi probable que celle des vices psorique, dartreux, syphilitique, et des médicamens appliqués sur la peau ou sur des tissus muqueux.

même, soit par l'atonie directe des tissus, soit par l'action immédiate des effluves putrides sur les humeurs. Ces miasmes épidémiques ou autres, étant appliqués à la surface de la peau ou des membranes muqueuses, sont nécessairement mêlés aux fluides exhalés, et si par une mauvaise disposition de l'individu les vaisseaux absorbans les introduisent dans la circulation, la débilité qui en résulte donne lieu au développement d'une affection locale et, par suite, de la fièvre.

On ne sera pas surpris que Musgrave, Cullen et tous les auteurs qui ont pris le cerveau pour le centre unique ou principal de la vie, aient eu recours à l'intervention de cet organe pour expliquer la faiblesse qui provient de la putridité, et qu'ils n'aient pu parvenir à se faire une idée claire, tant de cette fièvre, que de l'état septique morbide. Le propre des systèmes exclusifs est d'entraver la marche de l'esprit humain dans la recherche de la vérité. C'était aux pathologistes libres de prévention, et particulièrement à ceux qui ont su apprécier les travaux de Bichat, qu'il appartenait de nous dévoiler la série des phénomènes et le siége de la putridité fébrile. La simple réflexion ne montrait-elle pas que, puisque les sens sont à peine avertis de la présence des miasmes septiques; puisque les fonctions de l'organe cérébral et de l'appareil nerveux ne sont pas spécialement lésées, ce n'est point du cerveau qu'émane la faiblesse générale? On n'avait ensuite qu'à observer la marche du miasme, et en le voyant absorbé, agir directement sur les tissus de la vie organique, il était naturel de penser que ce domaine des forces vitales était celui où la prostration devait spécialement se manifester.

Dans la fièvre ataxique, la prostration paraît dépendre d'une autre cause. L'absence de toute altération putride, la prédominance des symptômes nerveux autorisaient davantage ici à considérer l'affection du cerveau comme la source de cette sorte de faiblesse (je dis *de cette sorte*, car nous en avons aperçu d'autres que les auteurs n'ont pas déterminées avec assez de précision, et qu'il importe de bien évaluer pour compléter le diagnostic). L'illusion était d'autant plus excusable que la débilité nerveuse est plus prononcée, qu'elle semble être devenue universelle.

Il est temps d'abandonner ces vues trop simples et de pénétrer plus avant dans la composition des procédés de la nature.

Chaque organe se distingue par sa forme, ses fonctions, ses maladies, sa médication, en un mot par sa vie propre; et depuis que Bordeu a confirmé cette vérité, émise avant lui par Vanhelmont, les physiologistes n'ont cessé de concilier ces vies particulières avec le *consensus* des différentes parties du corps, avec l'influence qu'elles ont réciproquement les unes sur les autres, et par conséquent avec l'unité vitale. Dans les systèmes sanguin, lymphatique, digestif, etc., on voit encore un appareil d'organes dont les fonctions se réduisent à une seule, concourent au même but, et présentent ainsi une vie particulière. Enfin les fonctions du corps humain se divisent en deux classes; celles qui servent à la nutrition, et celles qui tiennent l'individu en relation avec les objets extérieurs. Il suit de là que les vies particulières dont nous avons parlé se trouvent renfermées dans la vie organique et dans la vie animale, selon Bichat, comme celles-ci sont comprises dans la vie générale.

De toutes ces divisions la dernière est la seule que l'on ait contestée, sans doute parce qu'on ne l'a pas bien comprise. La grande difficulté consistait à préciser le mode d'action du cerveau sur l'économie animale. C'est encore un problême, selon M. Alibert (1), et la plupart des physiologistes regardent le système nerveux comme la source de tous les phénomènes de la vie. Pour nous, qui n'avons rien à préjuger, attachons nous d'abord à l'examen des faits.

(1) *Nouv. Elémens de Thér. et de Mat. méd.*; 5e édit.

Il est prouvé que le système nerveux jouit de deux modes des forces vitales. Le premier sert spécialement à la nutrition ; il est le même dans tous les organes, aux modifications près qui sont relatives à l'organisation de leurs tissus. Le second mode des forces sensitives et motrices est destiné à tenir le système vivant en rapport avec les objets extérieurs. L'isolement de ces deux modes des forces vient à l'appui de notre division ; il se fait particulièrement remarquer durant le sommeil où la nutrition conserve son activité, tandis que l'exercice des sens, des facultés de l'ame et du système locomoteur, se trouvent dans une nullité complète.

Ce n'est pas seulement par ses sens et par son intelligence que l'homme est en relation avec les objets qui l'environnent. Il devait également l'être par ses sensations internes, et se diriger d'après ses sentimens, comme par sa raison. Aussi, le système nerveux a-t-il été divisé en deux parties, l'une qu'on appelle cé rébro-rachidienne, l'autre ganglionnaire : elles sont tellement séparées que quelques filets nerveux suffisent à leur union. La première sert aux sensations externes, la seconde aux sensations internes, et en outre aux relations du cerveau avec les autres organes et de ceux-ci entr'eux ; car puisque l'âme perçoit des sensations internes, il fallait qu'elle fût en rapport avec les organes dans lesquels elles s'opèrent.

Ainsi les divisions du système nerveux correspondent parfaitement aux deux ordres de fonctions qui lui sont propres et qui n'en constituent réellement qu'une. Il ne forme effectivement qu'un appareil d'organes similaires dont le cerveau est le centre.

Telle est la véritable destination de ce système organique. Loin d'être la source de tous les mouvemens vitaux, le cerveau est donc réduit d'ailleurs à la vie commune à tous les autres organes. On ne saurait voir en lui qu'un département de l'économie vivante, celui des relations animales.

D'autres faits encore plus concluans vont confirmer notre assertion. Il est des tissus et des organes absolument dépourvus de nerfs, et qui montrent néanmoins de la sensibilité : ce sont les ligamens, les tendons, les aponévroses, etc. D'une autre part, l'anatomie comparée nous montre des animaux qui n'ont point de cerveau et de système nerveux. Or, comment vivent ces organes et ces animaux? d'une vie purement organique, analogue à celles des végétaux. Leur vitalité est donc indépendante du cerveau. Supposera-t-on que les filets nerveux qui se distribuent aux tendons, aux aponévroses, sont trop déliés pour tomber sous nos sens? Dès qu'on admet des suppositions, la vérité nous échappe.

Le cerveau exerce une influence incontestable sur plusieurs parties du corps; mais quel rapport y a-t il entre les mouvemens volontaires et ceux du système artériel? Lorsqu'on voit ces dernirs se soutenir pendant le repos et le sommeil, ne faut-il pas inférer de là qu'ils ne sont pas du même ordre ? Le cerveau est-il plus necessaire à la conservation de l'individu, que le cœur, les poumons, l'estomac ? S'il trouble par fois leurs fonctions, ils agissent également sur lui. Cette influence est réciproque.

En somme, le cerveau ne domine pas le reste du système vivant, puisque la vie de certains organes s'exerce sans les secours des nerfs. Son influence n'est universelle que pour servir à l'exercice de ses fonctions; mais elle n'est pas la même sur la vie de nutrition que sur la vie animale. La faiblesse qu'il produit est donc relative à la disposition de chaque organe, et par conséquent inégale. Ainsi que lui, le cœur, les poumons, l'estomac, l'utérus, etc., ont leur vie propre et leur vie commune, et chacune d'elles a son domaine bien circonscrit.

Les physiologistes qui craignent que l'on oublie l'unité vitale, ont cru devoir rejeter les deux vies dont nous parlons. Pour être conséquens, ne devaient ils pas repousser aussi la division des forces vitales, et surtout la vie particulière de chaque organe? Si nos divisions sont dans la nature, si l'on en sent l'utilité dans la pratique, si nos vies particulières ne sont effectivement que des fractions de la vie générale, ces alarmes ne sont point fondées; il ne s'agit plus que d'une dispute de mots.

Cette digression paraîtra un peu longue, malgré tous les efforts que nous avons faits pour l'abréger. Elle était indispensable. On saisira mieux à présent l'acception dans laquelle nous allons prendre la faiblesse nerveuse.

Lorsque le cerveau ou ses membranes éprouvent une inflammation, si la disposition inflammatoire du système entier domine, l'exaltation des forces est générale et la faiblesse consécutive, mais moins prononcée dans la vie de nutrition que dans la vie animale, dont les fonctions sont excessivement troublées par les spasmes. Dans le cas où, au contraire, la vie organique est débilitée par des causes ruineuses, l'exaltation des forces qui accompagne l'inflammation ne dépasse pas le rayon fluxionnaire. Le cerveau n'exerçant plus son influence ordinaire, le reste du système nerveux tombe dans la débilité que signalent les spasmes, ou l'irrégularité des mouvemens locomoteurs et des sensations. Les forces de la vie organique sont diminuées, il est vrai, mais c'est bien moins par l'effet consécutif de l'inflammation locale, que par les causes débili tantes qui avaient prédisposé à la fièvre. Les antispasmodiques, ou stimulans diffusibles que l'on opposerait à la faiblesse nerveuse, et les toniques à la faiblesse radicale, sont ici contr'indiqués par l'inflammation du cerveau. Il faut les négliger pour remplir les indications les plus urgentes.

L'organe cérébral est-il simplement comprimé? les forces sensitives et motrices ne se distribuent pas librement dans le système nerveux; elles y sont en défaut. Si la pression est légère, la faiblesse qui en résulte ne peut produire que l'irrégularité des mouvemens vitaux, qu'une altération spasmodique. Si elle est forte, elle entraînera la perte du mouvement et du sentiment, comme dans la syncope, l'asphyxie, l'apoplexie. Mais dans ces circonstances, la faiblesse est simplement relative à l'altération du cerveau. La compression cessant, on voit les forces se relever avec une promptitude surprenante.

Nous ne saurions méconnaître, sans doute, l'influence du cerveau sur la vie organique, puisque sa compression portée à un haut degré peut être mortelle, et qu'à des degrés moindres, elle cause quelquefois le désordre dans des fonctions qui ne sont pas de son domaine. Nous tiendrons compte de cette influence et de celle du cœur sur le système nerveux. Ce qu'il importe le plus, ici, c'est de l'évaluer avec une scrupuleuse exactitude. Or, la faiblesse nerveuse doit en être considérée comme l'effet le plus direct. On l'observe souvent tandis que la vie de nutrition conserve presque toute son intégrité. La paralysie en fournira un exemple. Il n'est pas rare, en effet, de voir les membres qui ont perdu le sentiment et le mouvement, se nourrir comme à l'ordinaire. L'amaigrissement ne s'y manifeste qu'avec lenteur, et provient peut être plus du manque d'exercice, que de l'influence nerveuse.

Enfin, que le cerveau et le système nerveux soient débilités par un violent chagrin, une frayeur, etc., il en résulte, suivant la disposition individuelle, une névrose simple qui cédera comme par enchantement à l'usage des antispasmodiques. Le caractère spécial de la faiblesse nerveuse consiste effectivement dans la rapidité avec laquelle ses causes directes se produisent, et les stimulans diffusibles la font disparaître.

La seconde faiblesse, celle qui contribue le plus à la prostration, nous a paru au contraire toujours profonde dans la fièvre maligne dont elle est la cause prédisposante. Il a fallu des impressions violentes très-long-temps soutenues pour la produire, et si on ne peut la combattre par les toniques à haute dose, elle ne se dissipe qu'avec lenteur. Il est facile de la distinguer dans la convalescence des autres fièvres, où les malades débilités par l'abus des antiphlogistiques, et surtout par les émissions sanguines, ont de la peine à se rétablir, et sont quelquefois condamnés à traîner une vie languissante et pleine d'infirmités.

Lors donc que des écarts de régime qui agissent particulièrement sur la vie de nutrition, tels que l'abus des alimens, des boissons spiritueuses, des plaisirs sexuels, une déperdition considérable de fluide, les fatigues prolongées, la privation de nourriture, l'impression soutenue du froid, de l'humidité, des chaleurs ardentes de l'atmosphère, etc., ont produit cette faiblesse, le corps est prédisposé à l'ataxie, et des causes occasionnelles même légères peuvent alors décider une fièvre maligne. C'est ainsi que se forme ordinairement celle que les auteurs appellent sporadique, si nous ajoutons aux causes ci-dessus, les débilitans qui agissent directement sur le système nerveux, comme les passions violentes, les stimulans diffusibles à haute dose, les plaisirs énervans. Mais la fièvre ataxique est plus communément l'effet d'un miasme délétère, épidémique ou autre, qui, comme on l'a vu, porte directement son action sur la vie organique. Dans tous les cas où la faiblesse est radicale, le cerveau et le tube intestinal étant les organes les plus exposés à une stimulation relativement morbifique, deviennent l'un ou l'autre, et quelquefois tous les deux en même

6..

temps, le siége d'une affection locale qui entraîne la fièvre.

L'erreur la plus commune a été jusqu'à ce jour de ne voir dans la faiblesse qu'un état simple et toujours uniforme des forces vivantes. Si l'on divisait les débilitans, ce n'était qu'en raison de leur effet permanent ou diffusible; et tandis que l'on mettait le plus grand soin à distinguer l'action des stimulans suivant la vie propre des organes, on ne pensait pas que la faiblesse doit être également modifiée selon la nature des tissus et le mode spécial de leurs forces vitales. Les réflexions les plus simples échappent souvent à l'esprit, quand on ne s'asservit pas invariablement aux règles de la méthode naturelle.

Nous avons reconnu que la faiblesse du système nerveux et la faiblesse de la vie organique ne sont pas simplement des degrés différens d'un seul et même mode des mouvemens vitaux; qu'elles ont leur siége dans des organes séparés ; que l'une est diffusible et se combat par les antispasmodiques, tandis que l'autre est permanente et ne cède qu'aux toniques. Elles se distinguent donc tout à la fois par leur siége spécial, leur caractère, leurs causes particulières, et leur médication appropriée.

Quant à la prostration, elle peut se rencontrer avec les deux faiblesses précédentes: il paraît qu'elle tient surtout de la faiblesse de la vie de nutrition, mais elles ne la constituent ni l'une ni l'autre. C'est une faiblesse composée, secondaire, ou plutôt l'expression dont on doit se servir pour désigner la réunion de deux faiblesses différentes, et qui indique seulement la gravité de la fièvre. Il résulte de ces considérations, que la thérapeutique, au lieu de prescrire uniquement les toniques contre la prostration des forces, s'attachera aux élémens morbides qui la constituent et aux causes diverses qui les ont produits ? Quel est le praticien qui n'a pas tous les jours à gémir du voile épais qui couvre encore la plupart des indications curatives dans les fièvres malignes ? Que d'incertitude, quand il s'agit de savoir s'il faut employer les toniques ou les antispasmodiques, les révulsifs et les relâchans? Les plus sages se bornaient à combattre les symptômes, à compter pour le reste sur les ressources de la nature. On sent combien une connaissance plus approfondie des phénomènes et des causes morbides doit faciliter les opérations de l'art dans des circonstances aussi graves.

La distinction que nous venons d'admettre entre les forces de la vie de nutrition et celles de la vie nerveuse ou animale, fut établie moins complètement, il est vrai, mais d'une manière assez claire par deux physiologistes célèbres, dont les écrits ne pourraient être trop médités, surtout des jeunes médecins appelés à coopérer aux progrès de l'art de guérir.

Barthez ayant aperçu que les forces sensitives

et motrices susceptibles de diminution et d'accroissement, différaient de la somme des forces que la vie pouvait avoir en sa puissance pour maintenir les précédentes dans un rapport naturel avec les causes qui les déterminent, admit entr'elles une distinction à laquelle on n'avait point pensé jusqu'à lui. Il désigna les premières sous la dénomination de forces *agissantes*, et les autres sous celle de forces *radicales*. Cette division n'était pas, sans doute, rigoureusement établie, puisque dans bien des cas les forces *agissantes* se confondent avec les forces *radicales*. L'abstraction par laquelle on pouvait concevoir ces dernières, semblait indiquer un état radical des forces vivantes, plutôt que des forces d'une nature spéciale. Quelle que soit l'obscurité qui l'enveloppe, l'idée de l'auteur ne renferme pas moins un fonds de vérité que l'on ne saurait contester. Ceux qui ne parvenant pas à le comprendre, lui ont reproché d'avoir inutilement multiplié les forces de la vie, auraient senti toute l'importance de ses rapprochemens, si négligeant les dénominations, ils avaient pris la peine d'examiner les choses qu'elles représentent.

Barthez remarque très-bien que la dimi nution des forces radicales est directement produite par des causes affaiblissantes, telles qu'une longue privation d'alimens, l'excessive déperdition des humeurs, les passions tristes, l'excès de sommeil et d'inaction. Ses remédes directs consistent dans les analeptiques et les cordiaux, une nourriture restaurante, le quinquina, etc. Cette faiblesse paraît aujourd'hui appartenir à la vie organique?

Les forces vitales qu'il a distinguées, existaient donc réellement, quoique l'état de la science ne permît pas alors d'en assigner le siége. Le génie de l'auteur devançait en quelque sorte l'observation, en s'efforçant de caractériser ce qu'il ne sentait encore que d'une manière confuse. On a pu se convaincre que cette théorie était déduite d'un certain nombre de faits concluans, par les succès de son application au traitement des maladies nerveuses et des fièvres putride et maligne.

Cette division des forces vitales concorde, du reste, avec celle qu'Aristote et Buffon avaient admise entre les fonctions naturelles et les fonctions animales, selon qu'elles étaient destinées à la nutrition ou aux relations de l'individu avec les objets extérieurs. Grimaud qui la reproduisit dans ses cours de physiologie et dans ses mémoires sur la nutrition, n'en a pas laissé une idée plus satisfaisante.

Il était réservé à Bichat, faisant marcher de front l'anatomie et la physiologie, de préciser la nature et l'enchaînement des fonctions propres à ces deux ordres que l'on avait signalés avant lui d'une manière trop générale, les modes spéciaux de la sensibilité et de la contractilité qui leur appartiennent, et les limites qui les séparent. Il reconnut le cerveau pour le centre de la vie animale et le cœur pour celui de la vie organique, et caractérisa ainsi les deux départemens dont se compose l'économie vivante. L'isolement dans lequel l'auteur envisage ces deux vies, n'est à la vérité qu'approximatif; mais c'est par là même qu'il paraît naturel et qu'il se concilie avec l'unité vitale. « J'ai montré, dit-il, qu'un mode de sensibi-« lité et de contractilité appartient à la vie ani-« male, qu'un autre mode est le caractère « de l'organique. Or, comme les propriétés « vitales sont le principe des fonctions, il est « évident que la division de ces propriétés dé-« montre que celle des deux vies n'est point « une abstraction, mais que la nature elle-« même en a posé les limites, puisqu'elle a « créé des propriétés particulières à cha-« cune (1) ». Combien n'a-t on pas regretté, du reste, qu'après avoir posé les nouvelles bases de la physiologie, l'auteur n'ait pas eu

(1) *Loc. citat.*

le temps de faire l'application de ses principes à la pathologie et à la thérapeutique. On en jugera par les fragmens qui suivent. « Les ma-« ladies consistent moins dans les symptômes « que dans l'altération des tissus organisés ou « de leurs forces vitales: chacune de ces forces « a ses modifications qui lui appartiennent. Le « quinquina agit spécialement sur la vie orga-« nique ». Théorie que M. Alibert a developpée avec un rare talent dans sa Matière médicale.

Le voile était entr'ouvert, la route était tracée, il n'y avait plus qu'à persévérer pour vérifier les nouveaux principes, les confirmer par l'expérience et agrandir de plus en plus le domaine de la pyrétologie. Les esprits étaient disposés à suivre l'heureuse impulsion qu'on leur donnait dans nos écoles. On commençait à faire une solennelle abjuration de tous les systèmes exclusifs : une seule faute les a reproduits : on a persisté dans la méthode synthétique, et la doctrine n'a plus offert qu'un chaos inextricable de difficultés. Vainement on s'est replié sur l'éclectisme. Pour faire un choix entre les différens dogmes, il faut les connaître. L'observation était l'unique moyen de démêler la vérité parmi tant de sophismes.

Nous venons de déterminer quels sont les élémens dont se composent l'ataxie et la putridité simples. Si nous considérons ces deux états morbides dans leurs rapports avec d'autres altérations et avec les fièvres, on les voit non fébriles, l'un dans les névroses, l'autre dans les plaies gangréneuses et dans le scorbut. Ils surviennent par fois aux fièvres inflammatoires, bilieuses, lymphatiques. Rarement on les rencontre seuls avec la fièvre; et pour peu qu'on réfléchisse sur la faiblesse radicale qui domine alors, on ne saurait concevoir comment l'état fébrile pourrait s'y développer et s'y soutenir, car la putridité tend toujours à résoudre les forces vitales, et l'état nerveux est tellement opposé à la fièvre, qu'Hippocrate en avait déduit cet axiôme : *Febris spasmum solvit.* Aussi les auteurs ont ils fini par regarder ces deux états morbides comme accessoires à la production de la fièvre proprement dite : et c'est l'opinion que nous croyons devoir adopter.

Les signes qui annoncent la putridité dans les fièvres, viennent à l'appui de ce que nous venons d'avancer : ce sont l'abattement extrême, l'aversion des malades pour les ali mens, surtout pour ceux qui se tirent des substances animales, la fétidité *sui generis* des selles, des urines, de la transpiration, des crachats, de la matière que rendent les plaies et les ulcères, l'éruption des pétéchies, enfin la tendance des tissus et des fluides à une prompte décomposition, si l'on n'y vient au secours de la nature; ou si la maladie est au-dessus des ressources de l'art. Quelles que soient les affections morbides concomittantes, ces caractères ne varient ordinairement que par le degré d'activité de l'agent septique.

La fièvre putride présente en outre un ensemble de symptômes qui indiquent une altération particulière des viscères de l'abdomen, et le plus souvent du tube intestinal. Cette affection morbide, que des praticiens, entre autres M. Broussais, ont signalée depuis peu, et sur laquelle on est généralement dans le doute, s'est manifestée d'abord par la rougeur foncée, l'aridité, la croûte brunâtre de la langue, l'enduit muqueux et noirâtre des dents, l'affaissement et par fois la douleur obtuse du ventre, le dévoiement, la couleur rougeâtre des selles; ensuite par la chaleur sèche et mordicante de la peau, le délire tranquille, les idées tristes, une crainte dominante, l'air d'étonnement. Les premiers de ces symptômes doivent être regardés comme pathognomoniques; les autres, parmi lesquels on distingue l'affection sympathique du cerveau, sont consécutifs.

De ces deux affections morbides, la première est évidemment celle qui domine; et puisqu'on l'observe constamment dans la fièvre putride, il est probable qu'elle en fait partie. Mais, si nous la jugeons analogue à celle que M. Pinel a reconnue dans la fièvre gastrique, aux modifications près que la putridité y apporte; si nous la voyons jouer le même rôle dans la succession des phénomènes morbides; si son invasion et sa durée concordent avec celles de la fièvre, on ne peut plus se refuser à la mettre au nombre des élémens de cette maladie. Bien qu'elle paraisse nécessaire au développement de la fièvre, il n'y a cependant pas entr'elles cette proportion, cette corrélation d'intensité qui ferait considérer l'état fébrile comme un simple effet de l'affection dominante. Tantôt l'altération du tube intestinal devient inflammatoire, quoique la fièvre n'éprouve aucun changement notable; tantôt celle-ci acquiert une certaine violence pendant que la première reste à-peu-près au même point. On entrevoit que la fièvre forme une affection séparée.

Quoi qu'il en soit, il se présente ici plusieurs questions. Comment la faiblesse qu'entraîne la putridité, que les affections locales augmentent, est elle limitée? Ne devrait-elle pas disparaître à mesure que l'exaltation de la chaleur fébrile se prononce? La solution de ces deux problèmes mérite une sérieuse attention.

Les forces vitales sont dans une activité continuelle; leur excès, leur défaut, le repos et l'action, le sommeil et la veille, n'en constituent que des modes relatifs. Soumises aux lois de la vie, elles servent non seulement à former le corps et à le maintenir dans ses rapports habituels avec les objets extérieurs, mais encore à résister aux violences qu'il éprouve et à surmonter les obstacles qui le tiennent dans l'état de maladie. Or, ces forces, les lois qui les régissent, les phénomènes qui en résultent dans l'organisation : voilà ce qui constitue pour nous, la puissance vitale, la nature vivante ou la vie commune aux végétaux et aux animaux. Ces expressions qui sont synonymes, ne supposeront donc ici ni l'archée de Vanhelmont, ni l'ame de Stahl; ni le principe vital de Barthez, ni l'excitabilité de Brown; elles n'offriront que l'idée d'un fait, l'existence des forces sensitives et motrices dirigées d'après les lois de la nature vivante. Les physiologistes s'accordent sur l'activité permanente de ces forces, et sur la résistance que la nature oppose aux agens destructeurs. Quant aux pathologistes, quel est celui qui oserait les contester, en voyant l'énergie et le but de cette nature médicatrice, suivant les anciens, dans les maladies qui, livrées à elles-mêmes, parcourent leurs périodes jusqu'à leur terminaison heureuse; et dans la réaction qui survient à une plaie avec gangrène, cerne cette dernière, détache les tissus privés de vie, et opère la guérison? « Personne n'ignore, dit » très-bien M. Alibert, que les forces vitales » président aux phénomènes pathologiques » aussi bien qu'à l'exercice le plus régulier de » nos fonctions; qu'elles seules exécutent cet » appareil puissant de résistance ou de réac- » tion qui tend à détruire jusqu'aux traces de » l'affection morbifique qui a régné, etc. (1). »

Nous n'aurions cependant qu'une idée très-incomplète de la résistance vitale, si nous ne l'observions pas au moins dans ses principales modifications. Lorsqu'un sédatif agit sur la sensibilité, pourquoi la diminution de cette force serait-elle lente et progressive, si ce n'est parce que la vie lui résiste? La cause de cette faiblesse cesse-t-elle? la sensibilité revient à son degré ordinaire. La vie a donc disputé le terrain et limité la faiblesse : elle ne reste inactive que quand l'agent destructeur en a rompu les liens.

(1) *Elémens de Thér. et de Mat. Méd.*, 5e édit.

Mais qu'un miasme septique frappe en même temps plusieurs individus; son action sera relative à leur disposition actuelle. Les uns n'en éprouveront qu'une faible atteinte; chez les plus débiles, la fièvre putride ne tardera pas à se déclarer. Nous pouvons tirer de ces faits deux inductions également importantes: la première, que la nature n'a pas opposé la même résistance dans ces divers individus, ce qui fournit une nouvelle preuve que les objets extérieurs agissent en raison composée de leur énergie et de la disposition du sujet; la seconde, que la puissance vitale se manifeste même dans l'action des débilitans.

Chez ces malades, après avoir long temps résisté aux causes débilitantes, telles que l'excès des plaisirs, l'abus des spiritueux, les longues fatigues, etc., la nature a cédé enfin, n'ayant plus la liberté nécessaire pour soutenir l'ordre habituel: mais à peine a-t-il été troublé qu'elle en a présenté un nouveau; c'est l'ordre morbide. Dès ce moment elle a commencé à réagir contre les causes morbifiques, les forces vivantes ont pris une direction relative à l'état de chaque organe, et leur ensemble a toujours montré l'unité vitale, même au milieu du trouble et de l'agitation qu'entraînait la maladie.

On sent que dans ce nouvel ordre des choses, quelle que soit d'ailleurs la maladie, la faiblesse qui paraît une au jugement de celui qui l'éprouve, et de ceux qui l'observent superficiellement, ne doit pas, comme nous l'avons dit, offrir le même degré dans toutes les parties du corps : j'en excepte celles qui sont le siége d'une réaction spéciale, inflammatoire ou autre. Je ne parlerai pas non plus des circonstances où, comme dans la syncope, l'asphyxie, la faiblesse n'est pas susceptible d'analyse; encore pourrait on y considérer comme moins faibles les organes les plus susceptibles d'être irrités, et que l'on choisit ordinairement pour ranimer le système.

Ainsi, nous avons vu cette faiblesse plus nerveuse que radicale dans la fièvre ataxique, où l'inflammation du cerveau soustrait plus de forces au système nerveux qu'au domaine de la vie de nutrition, et tout à-la-fois radicale et nerveuse, quand la fièvre cérébrale était causée par de graves erreurs de régime ou par un miasme délétère : elle nous a paru, au contraire, plus radicale que nerveuse dans la fièvre putride. Or, ces deux sortes de faiblesse, dont l'une est ordinairement accessoire et moins prononcée que l'autre, indiquent évidemment que la vie a résisté plus ou moins dans différentes parties de l'économie animale aux causes qui en diminuaient les forces. Elle n'est donc point passive, comme on a pu l'imaginer, d'après les effets de la simple stimulation : sa puissance va se manifester plus ostensiblement dans les diverses réactions morbides.

La faiblesse ne devrait-elle pas disparaître

à mesure que la chaleur fébrile se développe? Cette question est une conséquence naturelle des doctrines dans lesquelles on s'est arrêté à l'excès et au défaut des forces vitales. C'est pour avoir envisagé ces deux modes primitifs d'une manière trop générale, que les auteurs, même en localisant les maladies, ont réduit leurs divisions à deux classes, et leur traitement aux méthodes antiphlogistique et fortifiante. Sans doute l'analyse a été portée plus loin, comme le prouvent nos meilleurs traités de nosologie et de matière médicale; mais on n'a pas encore déterminé comment la réaction fébrile se concilie avec la débilité.

Les réactions que l'on observe dans les fièvres putride et ataxique, sont de plusieurs sortes. Lorsqu'un miasme délétère a porté son action sur la vie organique, les forces vitales ne peuvent se relever de suite, puisque la cause de la débilité persiste. La vie, qui l'a limitée, redouble aussitôt d'efforts pour rétablir le libre exercice des fonctions; si elle n'y parvient pas immédiatement, c'est toujours son but, même quand elle ne l'atteint point. Au plus léger obstacle, au plus faible stimulus, on la voit réagir avec une violence qui prouve combien ses ressources sont grandes à travers les faiblesses dont le malade se plaint. La première des réactions que nous avons observées dans la fièvre putride, s'étant développée dans les viscères abdominaux, est devenue le centre d'une fluxion; et soit que les forces vitales eussent été concentrées sur la portion des tissus irrités, soit que les relations de l'organe affecté avec les autres n'aient pu avoir lieu comme auparavant, la faiblesse a dû augmenter au-delà du rayon fluxionnaire.

A cette réaction est survenue immédiatement celle du cerveau. Cet organe a été atteint par l'action sympathique de l'affection de l'épigastre, d'une altération qui, quoique beaucoup moins intense que la précédente, ne laisse pas que de causer une faiblesse nerveuse, et de contribuer ainsi à la débilité générale.

Une autre réaction non moins importante que celles dont nous venons de parler, se décèle dans la lésion permanente de la circulation du sang. Nous la distinguerons de l'affection des viscères abdominaux et de l'affectation sympathique de l'organe cérébral, en ce qu'elle est plus générale, moins fixe, et, si je puis m'exprimer ainsi, plus vitale.

En effet, c'est la seule qui se propage dans tout le système, et qui exerce son influence sur chaque organe, suivant l'état où il se trouve. Les autres, fussent elles inflammatoires, renforcées par la diathèse phlogistique, ne dépassent leur rayon fluxionnaire que par quelques effets sympathiques. Les forces n'y sont cependant pas libres et simplement soumises aux variations habituelles par les stimulus extérieurs ou intérieurs ; on ne peut se dissimuler que l'action vitale est altérée, tant par la faiblesse que par la direction vicieuse que les forces ont prises dans la formation des affections locales qui ont précédé. Le trouble des fonctions annonce que les organes sont en souffrance; les relations extérieures sont changées; tout porte le caractère de l'ordre morbide. Il paraît donc que la nature, dans l'impossibilité de donner aux forces une direction plus favorable, ne peut présenter qu'une réaction proportionnée aux obstacles qu'elle éprouve. On reconnaîtra, il est vrai, un fonds d'identité entre la combinaison des moyens qu'elle emploie dans l'état morbide et dans l'état sain : ce sont toujours les mêmes forces, les mêmes lois, la même organisation par lesquelles l'existence de l'individu se conserve. Mais que de dissemblance entre la maladie et la santé!

La réaction fébrile est, disons-nous, moins fixe que celles qui l'accompagnent. On voit, en effet, l'affection locale du tube intestinal, une fois décidée, parcourir nécessairement ses temps de crudité, de coction et de crise, pour arriver à une solution heureuse; on voit l'affection du cerveau qu'elle tient sous sa dépendance, résister aux antispasmodiques et aux révulsifs, tandis que la fièvre devenue exacerbante est souvent dissipée par l'usage du quinquina. Le pouvoir que l'on a de ramener ainsi rapidement les fonctions de l'appareil sanguin à leur état naturel, n'indique-t il pas que les forces vitales n'y sont point retenues comme dans les affections précédentes? Il est vraisemblable, d'ailleurs, que sans cette liberté, la nature n'aurait pu affecter les divers types fébriles, ni surmonter les causes morbifiques qui se trouvent hors du rayon fluxionnaire des réactions épigastrique et cérébrale. Admettons la possibilité d'attaquer celles-ci localement; elles seraient renouvelées par suite de la faiblesse radicale et de la putridité des humeurs qui n'auraient pas été élaborées. La maladie ne cesserait qu'avec le malade.

Puisque la réaction fébrile est moins fixe, elle doit être conséquemment plus vitale. A l'appui de cette assertion, nous ferons d'abord remarquer que l'affection des tissus n'y offre jamais de traces d'inflammation. Loin d'augmenter la fièvre, la phlegmasie se bornerait à une réaction locale. Et alors sa fixité ne devrait-elle pas s'opposer au développement des types rémittent et intermittent? Car on ne conçoit point comment elle deviendrait plus générale que les phlegmasies des autres organes; et, en supposant la chose possible, comment la lenteur de sa marche pourrait concorder avec la succession rapide des périodes des accès, qui reviennent à des époques régulières dans la fièvre intermittente.

En second lieu, quoiqu'on puisse présumer, dans l'appareil des organes destinés à la circulation du sang, une altération quelconque, il est probable que les tissus n'y sont pas aussi profondement atteints, et qu'elle agit sur tout l'appareil artériel, puisque la fréquence des pulsations se prononce également dans le cœur et dans les artères.

Toutefois, la réaction fébrile présente des phases analogues à celles de l'inflammation; et c'est sans doute cette analogie que Bordeu avait saisie, lorsqu'il a dit: « Il faudrait, pour » bien connaître la fièvre, être bien instruit de » l'inflammation et de ses effets; car l'inflam- » mation accompagne bien des maladies et en » est la cause ou l'effet. Cependant, il ne faut » pas croire ou s'imaginer qu'elle se rencontre » dans toutes. Cet excès, auxquels se sont li- » vrés quelques modernes, pourrait justement » faire douter s'ils n'ont pas été moins sages et » moins heureux que les anciens sur le fait de » l'inflammation elle même, dont ils ont » poussé trop loin la théorie comme le traite-

» ment, et souvent aussi confondu les vraies » indications curatives, se laissant ainsi sur- » prendre par le faux éclat de leur savoir ». (*Multa renascentur quæ jam cecidêre*).

L'irritation ayant succédé à l'action vitale, par les efforts extraordinaires que la nature a faits en résistant aux causes morbifiques, s'est communiquée du centre de la vie de nutrition à tout le système; et comme c'est en raison de la faiblesse, que la fibre est irritée, et que la réaction se manifeste, l'éréthisme a dû se prononcer même dans cet état où les forces sont diminuées. L'effet reste ici combiné avec sa cause. Aussi voit-on reparaître l'action naturelle sitôt que la faiblesse est dissipée.

Tel est l'éréthisme que l'on observe dans la première période de la fièvre putride. Les mouvemens vitaux sont alors dirigés de la circonférence au centre. Il y a tout à la fois resserrement, concentration et sensibilité augmentés, mais avec faiblesse radicale dominante, et faiblesse nerveuse consécutive. Le resserrement étant plus profond à cause de la faiblesse radicale, doit amener la concentration, tandis que la faiblesse et l'irritation nerveuses produisent l'exaltation de la sensibilité, le frisson et le spasme. On sait que cet état réclame de légers antispasmodiques.

La fièvre inflammatoire, dans laquelle la faiblesse radicale est presque nulle, débute fréquemment sans frisson. La fibre étant forte et bien nourrie, l'éréthisme et la concentration des mouvemens vitaux proviennent seulement de la faiblesse consécutive de l'affection locale ou de l'altération sympathique de l'organe cérébral. La crudité est alors très-courte.

Il n'en est pas de même de la seconde période ou de la coction : c'est ordinairement la plus longue et la plus prononcée. L'irritation s'y joint à la dilatation des tissus, au développement de la chaleur, à la direction des mouvemens du centre à la périphérie, et à l'activité augmentée des organes, autant que leur état le permet.

On ne pourrait disconvenir que l'irritation ne soit ici diamétralement opposée au relâchement de la fibre, et l'activité augmentée à la débilité. Mais il est démontré que cette exaltation des forces vitales est moins énergique suivant l'état de l'individu et des organes. On la trouve plus faible chez les sujets délicats, nerveux, maigres, que chez ceux qui sont doués d'un physique robuste; moins prononcée dans les fièvres lymphatique et bilieuse que dans l'inflammatoire, et moins encore dans les fièvres putride et maligne : elle est en un mot toujours proportionnée à la faiblesse de la constitution. Bien que la nature tende constamment à faire disparaître cette faiblesse et à rétablir la santé, elle ne remonte pas le ton de la fibre, et laisse persister jusqu'à un certain point la direction vicieuse des mouvemens : ses efforts sont par fois si peu efficaces que la faiblesse domine.

L'éréthisme est donc toujours relatif à la faiblesse dans les fièvres putrides, et cette faiblesse est principalement radicale. Si les toniques sont contr'indiqués durant la période de coction, c'est que l'exaltation des forces vitales domine alors cette faiblesse, et que le travail de la nature doit être respecté. Toute médication trop active n'y serait pas moins nuisible. dans les cas, au contraire, où la faiblesse radicale est prédominante, même durant la coction, il ne faut pas hésiter, après s'être assuré que rien ne s'y oppose d'ailleurs, de recourir aux fortifians pour relever le ton, rompre les directions fluxionnaires, les sympathies morbides, et mettre ainsi la nature à même d'opérer la guérison. L'éréthisme diminue à mesure que le ton augmente.

La nature est donc médicatrice dans la réaction fébrile, ainsi que dans les affections locales, inflammatoires, ou avec simple altération morbide. Elles sont également soumises à la succession régulière des temps de crudité, de coction et de crise. On remarque entr'elles cette ressemblance de forme qu'Hippocrate avait reconnue dans toutes les maladies. Aussi l'affection du tube intestinal s'unit-elle dans la fièvre putride continue avec la réaction fébrile, de telle sorte, que leurs périodes et leur durée sont absolument les mêmes. Et quand celle ci devient plus libre, comme dans la fièvre intermittente, les accès offrent encore, à la durée près, la succession exacte des symptômes d'une fièvre continue.

Nous ne dirons pas avec Cullen que les accès d'une fièvre intermittente constituent chacun une petite fièvre continue; ni avec Bordeu, que la crudité, la coction et la crise, sont autant de maladies séparées. Mais nous croyons pouvoir affirmer que les trois réactions qui concourent à la production de la fièvre putride, doivent être regardées comme des maladies particulières ou au moins comme des affections dans lesquelles la nature tend toujours à son but. Attaquée, elle doit se défendre. Si ses réactions, qui paraissent d'abord disproportionnées sur certains points du système vivant, deviennent elles-mêmes cause de nouvelles altérations morbides, on les trouve à la fin, concertées dans un plan admirable. D'un côté, les affections locales de l'épigastre et du cerveau ont eu l'inconvénient de produire une faiblesse consécutive; de l'autre, la réaction fébrile sert à combattre cette faiblesse, la direction vicieuse des forces, et en même temps l'état putride.

En résumé, il faut donc reconnaître dans la fièvre putride, 1.° trois espèces de faiblesse, celle qui a son siége dans le domaine de la vie organique, et que nous appelons pour cela *radicale;* celle qui appartient à l'appareil nerveux ou de la vie animale; celle qui résulte de la mauvaise distribution des forces : ces deux dernières peuvent être regardées l'une et l'autre comme consécutives ; 2.° trois sortes de réactions, savoir : l'affection dominante des viscères abdominaux, l'affection sympathique de l'organe cérébral, et la réaction fébrile qui se manifeste dans l'appareil de la circulation du sang. Les complications étant accidentelles et hors de la constitution de la fièvre, nous n'en parlerons pas ici.

A chacun de ces élémens de la maladie s'adapte une médication appropriée. On combat la faiblesse radicale par les toniques, la faiblesse nerveuse par les antispasmodiques, la faiblesse consécutive de l'affection dominante par les révulsifs et les dérivatifs.

Quant aux affections locales et à la réaction fébrile, leur traitement doit être modifié suivant les tissus et les fluides intéressés, l'organe qui en est le siége, et le mode de réaction que la nature y opère. Elles réclament, selon les circonstances, les relâchans, les adoucissans, les rafraichissans ou les toniques, la deplétion locale ou générale, etc.

Nous n'imaginons pas que ces divisions puissent paraître oiseuses ou inutiles aux yeux de quiconque les examinera sans rien préjuger. S'il restait quelques doutes sur les avantages que l'on doit en retirer dans la pratique, il nous sera facile de les dissiper en ajoutant qu'elles concordent parfaitement avec les résultats de l'expérience. Le traitement de la fièvre putride n'a-t il pas pour objet de seconder la nature, en respectant ses tendances quand elles sont salutaires, et en opposant, d'après l'indication, les antispasmodiques à l'éréthisme nerveux, les antiphlogistiques à l'exaltation démesurée des forces vitales, les toniques à la prostration dominante, les révulsifs et les dérivatifs aux mouvemens fluxionnaires et aux sympathies morbides? Et quel témoignage plus favorable à une doctrine médicale que celui d'être confirmée au lit des malades! Nous ne changeons donc pas les règles de la thérapeutique reçue; leur application deviendra seulement plus rationnelle, par cela même que les indications curatives seront rigoureusement déterminées.

Maintenant que l'on connaît les différentes espèces de débilité, on pourra se faire une idée plus exacte de la prostration des forces. Nous avons deja eu occasion de remarquer que la faiblesse radicale, quoique très profonde, ne suffisait pas pour la produire. On rencontre, en effet, tous les jours des personnes exténuées par les fatigues, l'abus des alimens et des boissons, des plaisirs, etc., et qui, atteintes d'une fièvre gastrique simple, se trouvent dans une faiblesse très grande sans présenter les caractères de la prostration. Nous la distinguerons également de l'extrême débilité que l'on observe dans l'agonie commune à tous les fiévreux. Enfin l'ataxie et la putridité qui sont nécessaires à sa production, ne la causent pas toujours. Elle nous a paru composée de la faiblesse radicale et de la faiblesse consécutive des affections de l'épigastre et du cerveau dans la fièvre putride; et de la faiblesse nerveuse jointe à la faiblesse radicale, et quelquefois à la faiblesse consécutive de l'affection des viscères abdominaux, dans la fièvre ataxique ou maligne.

Le trouble extrême et soutenu des fonctions, qui caractérise la prostration des forces a de tout temps occupé les maîtres de l'art. On l'a successivement attribuée à la faiblesse générale, à l'atonie, à l'action nerveuse. Barthez y reconnaît une résolution des forces de tous les organes, et la considéra comme l'opposé de l'oppression des forces vitales. Nous établirons ailleurs la différence qui sépare ces deux états des forces sensitives et motrices. Il suffit de remarquer ici, que le mot *résolution* n'est que l'expression du désordre qui a lieu dans les fonctions. L'auteur considérant ce désordre comme l'effet d'une faiblesse profonde, résultant de causes graves, et long-temps continuées, semblait seulement avoir senti la nécessité de distinguer ces sortes de causes. On pourra dorénavant expliquer la prostration d'une manière plus satisfaisante en rendant compte des divisions que nous venons d'admettre.

De tout ce que nous avons dit sur les fièvres putride et ataxique, il faut conclure qu'elles se composent : la *première*, de la putridité directe ou indirecte, c'est à-dire, produite par un miasme délétère, ou par la débilité radicale qui entraîne l'altération septique des humeurs; de l'affection dominante des viscères de l'abdomen modifiée par la putridité; de l'affection sympathique du cerveau; et de la réaction fébrile; la *fièvre, ataxique* de la faiblesse radicale causée par un miasme ou par de violens écarts de régime; de l'affection dominante du cerveau ou de l'abdomen, et quelquefois de l'un et de l'autre en même temps; enfin de la réaction fébrile. Il serait superflu de faire remarquer que l'existence des affections locales suppose celle de la faiblesse qui en est consécutive (1).

(1) M. B., âgé de 50 ans, d'un tempérament bilioso lymphatique et portant des traces d'un vice scrofuleux, venait de passer subitement des pays méridionaux à Paris, d'une vie active à des travaux de cabinet, et se trouvait en proie à un chagrin profond, lorsque vers la fin d'août, il fut pris d'une céphalalgie, qui augmentait par le travail, diminuait par le repos, et redoublait d'elle même irrégulièrement. On dirigea contre les causes qui pouvait l'entretenir, les antispasmodiques, les révulsifs, les laxatifs, les topiques émolliens, etc., mais sans succès constant. Les fonctions digestives se dérangèrent peu à peu. Enfin, le 8 septembre, la fièvre se déclara.

Dès lors, la douleur se fit sentir sur le front, à l'occiput, et redoubla toutes les nuits. Sécrétion presque nulle de la mucosité nasale, salive épaisse, mousseuse et blanchâtre, les yeux cernés, bouche pâteuse, soif, langue blanchâtre et sèche au milieu, vomissement convulsif, urines limpides ou trop rouges, pouls très peu altéré, agitation ou assoupissement durant la nuit, alternatives

A moins de se refuser à ce qu'il y a de plus évident, il n'est plus permis de contester l'existence d'une affection dominante dans les fiè-

de constipation et de dévoiement bilieux. (Saignée, *pareâ manu*, boisson émétisée, 15 sangsues autour du cou, lavement laxatif ou émollient, boissons rafraîchissantes ou antispasmodiques, etc.) Ces indications, prescrites suivant les circonstances, n'opèrent qu'un soulagement momentané.

Le 21e jour, urines troubles, dévoiement verdâtre ; la mémoire s'altère, l'assoupissement devient plus profond ; roideur tétanique des membres, trismus passager, mouvement convulsif des muscles de la face et des yeux, chaleur irrégulière, sueur d'expression, faiblesse très grande, soubresauts des tendons. (Vésicatoire aux jambes ; application de la glace sur la tête ; tisane avec la serpentaire de Virginie et les fleurs de camomille, potion avec le quinquina, etc.)

Le 25e jour, dans les intervalles que laissait l'assoupissement, les convulsions empêchaient le malade de parler, mais l'ouïe était libre ; on parvint à calmer les inquiétudes morales, à ramener la paix de l'ame. (Décoction de deux vres. Nous avons reconnu celle de l'estomac ou des intestins grêles dans la fièvre bilieuse ; de la poitrine, des viscères abdominaux, etc.,

gros de quinquina dans une pinte d'eau, avec addition de huit grains de musc et de deux onces de sirop d'écorce d'orange, à prendre par demi tasse à café, d'heure en heure).

Le lendemain affaissement extrême ; membres sans mouvement, déglutition presque impossible ; chaleur générale considérablement diminuée, sueur gluante. (Fomentations avec la décoction de feuilles d'absinthe et de camomille sur le ventre ; décoction d'une once de quinquina dans une pinte d'eau, avec addition de sirop de limon, à prendre par cuillerée, le plus souvent qu'il serait possible).

Le 27e, l'état du malade fut sensiblement amélioré.

Le 30e, convalescence, qui dura plus d'un mois.

M. le docteur Peyre a été consulté durant cette maladie.

Dans cette fièvre rémittente maligne, l'affection du cerveau était simplement nerveuse. C'est l'affection intestinale qui détermina la réaction fébrile. On a opposé le musc à l'éréthisme nerveux, et le quinquina à la faiblesse radicale.

dans la fièvre inflammatoire; des membranes muqueuses et des glandes lymphatiques dans la fièvre catarrhale; des viscères abdominaux dans la fièvre putride; du cerveau ou de l'abdomen dans la fièvre ataxique. On a dû apercevoir en même temps que cette affection locale n'était pas la cause immédiate de la fièvre proprement dite. Essayons de déterminer quels sont le siége et la cause prochaine de cette réaction fébrile, et, suivant le précepte du vieillard de Cos, de remonter au principe de la maladie.

En procédant par l'analyse à nos recherches sur les fièvres, nous avons vu se dérouler sous nos yeux la série des découvertes sur lesquelles repose la pyrétologie, et cela devait être, puisque c'est à cette méthode que la science est particulièrement redevable de ses progrès. La vérité une fois dégagée des formes scholastiques ne peut plus échapper à un observateur attentif; il n'a qu'à s'assurer des faits et de leur coordination naturelle pour en déduire ensuite des principes fixes. Otez effectivement les genres et les espèces, vous verrez dans ces temps modernes la fièvre ou la lésion permanente de la circulation du sang, tantôt liée à une diathèse (Sauvages, Vitet); tantôt avec les états inflammatoire, bilieux, lymphatique, etc., abstraitement pris (Dumas); tantôt avec des altérations organiques (Bichat, Pinel); enfin isolés (Selle). On admettait bien aussi une réaction fébrile, mais sans la déterminer positivement; ce n'était guère qu'une abstraction phénoménale. « Les » auteurs, disait le professeur de Berlin, nè » sont point d'accord sur la nature absolue dc » la fièvre, ce premier moteur de tous les phé» nomènes, dont la nature convient à tous les » temps, sous quelque point de vue qu'on l'en» visage, quelque dénomination qu'on lui » donne : je ne me jetterai pas moi même dans

» des discussions aussi épineuses (1). » Ce problème eût il été au-dessus de ses forces, si, moins désireux de prouver l'existence de ses causes matérielles et formelles, il avait persévéré dans la voie qu'il nous a tracée? Il est probable que son génie investigateur serait bientôt parvenu à reconnaître dans la réaction fébrile, non le premier moteur, mais le moteur essentiel de la maladie, comme semblent l'annoncer ses phénomènes les plus constans.

On a déjà pu prendre une notion assez juste de cette réaction dans l'examen que nous avons fait des fièvres putride et ataxique, et de leurs élémens constitutifs; mais en la mettant au nombre de ces derniers, en la distinguant de l'affection primitive et dominante, en indiquant le rôle qu'elle joue dans le plan de la nature médicatrice, nous ne l'avons encore envisagée que sous un point de vue trop

(1) *Loc. citat.*, trad. par M. Nauche.

général. Le moment est arrivé de compléter cette notion, et pour cela de préciser les caractères distinctifs de la fièvre proprement dite, son siége, sa cause, sa nature propre, et ses rapports avec l'affection locale qui en provoque le développement.

Quels efforts n'a-t-on pas faits pour trouver le caractère constant, spécifique de la fièvre, sans pouvoir y parvenir. On cherchait une chose impossible. Ses phénomènes isolés n'ont jamais présenté la fixité qu'exige une démonstration rigoureuse. Non seulement le pouls et la chaleur animale sont quelquefois au-dessous de leur degré moyen, le frisson et le spasme presque nuls, mais les types, intermittent et continu, semblent se fondre dans le type rémittent. Comment, avec de semblables anomalies, généraliser ces phénomènes, et donner même une description satisfaisante. *Eadem incommoda*, dit encore Selle, *ex febris nostrâ notione*, *quæ descrip-*

tionibus communia sunt, redundant (1). Cependant la fièvre existe. Il n'est aucun praticien un peu expérimenté qui ne la saisisse à la première vue. Elle a donc quelque chose de fixe : nous le trouverons, je pense, dans l'ensemble des phénomènes, puisqu'ils y sont toujours assez nombreux pour que leur anomalie ne puisse l'effacer, et en outre, dans leurs rapports entr'eux et avec leur cause.

La fièvre intermittente qui nous a paru être la plus simple de toutes, offre dans un de ses accès le tableau exact des phénomènes fébriles ; en effet, on n'observe nulle part les périodes de crudité, de coction et de crise, aussi tranchées, aussi régulières ; nulle part l'exaltation des forces et de la chaleur n'est, suivant la judicieuse observation de Cullen, aussi proportionnée au frisson spasmodique qui l'a précédée. Les accès de névrose sont beaucoup plus

(1) *Loc. citat.*

variables; et dans la phlegmasie qui, après la fièvre, est l'affection morbide dont les périodes se dessinent avec le plus d'ordre, l'irritation spasmodique paraît souvent très courte relativement à la coction. Les phénomènes de ces périodes étant déjà décrits, nous ne les retracerons pas ici; on notera seulement la régularité qui les distingue dans la fièvre.

Une condition essentielle de la réaction fébrile est qu'elle se manifeste en même temps dans tout le système vivant, ou au moins dans son domaine le plus étendu, celui de la vie organique. Les névroses sont ordinairement circonscrites dans le système nerveux, ou dans quelques organes. L'inflammation la plus aiguë n'offre que des phénomènes locaux, tandis que les accès d'une intermittente, que les auteurs ont pris pour la forme la plus complète, la plus exacte de la fièvre, se renouvellent constamment les mêmes dans le cours de la maladie, et de manière à intéresser toute l'économie animale sous le rapport de la nutrition : il faut donc reconnaître cette forme comme spéciale et caractéristique de la fièvre.

Le caractère le plus essentiel de la réaction fébrile est celui que l'on tire des types qu'elle affecte. Elle est, en effet, la seule que nous ayons trouvée tantôt continue, tantôt rémittente, tantôt intermittente, offrant toujours d'ailleurs la régularité de ses périodes et l'universalité de leurs phénomènes. Les médecins de tous les temps, dans tous les pays, ont si bien conçu l'essentialité de ces types généraux, qu'ils n'ont cessé de les prendre en considération dans le diagnostic et dans la méthode curative.

Comparée à certaines névroses, la fièvre paraît avoir avec elles une sorte d'analogie, dont quelques auteurs se sont cru autorisés pour confondre ces deux genres d'affection. Le vice de ce rapprochement ne pouvait échapper aux praticiens exercés à fonder la division des maladies, non sur certains phénomènes dominans, mais, ce qui est beaucoup plus philosophique, sur l'ensemble des phénomènes qu'elles présentent, et qu'il leur importe d'évaluer avec la plus sévère exactitude pour bien diriger le traitement. Quel est celui qui, en opposant les stimulans diffusibles à l'hystérie et le quinquina à la fièvre intermittente, n'a pas jugé que ces deux maladies étaient d'une nature particulière? La plus simple réflexion ne montrait-elle pas que l'affection du cerveau ne peut être à la fois la cause directe de la fièvre et de l'ataxie, puisque la fièvre se manifeste souvent sans l'état nerveux?

La forme phénoménale de ccs deux maladies suffisait pour les faire distinguer. Il y a en effet, dans celle de la fièvre, un caractère auquel on n'a pas donné assez d'attention, et que les solidistes ont nié contre toute évidence. On ne saurait voir dans la seconde période un simple accroissement de l'intensité des symptômes.

L'exaltation des forces et de la chaleur, l'expansion des tissus, l'activité assez libre des organes, et les évacuations critiques, présentent un appareil voisin de l'état inflammatoire, quoique d'ailleurs on ne puisse y reconnaître une véritable inflammation. Dans la fièvre ataxique ou nerveuse, que l'on a nommée sèche parce qu'elle n'offrait pas de crise apparente, ce concours de phénomènes annonce seul une coction, un travail particulier de la nature : or, s'il n'existe pas dans l'hystérie, si l'état nerveux ne peut au contraire qu'entraver la réaction fébrile, comment assimiler les névroses à la fièvre?

Nous n'avons parlé jusqu'ici que des caractères généraux de la fièvre. Il en est d'autres que fournissent ses phénomènes locaux, et que l'on a tirés de la lésion des fonctions du système sanguin. Ce sont la fréquence soutenue du pouls, et l'exaltation presque toujours excessive de la chaleur animale, l'accélération de la circulation du sang.

On a vainement tenté de définir la fièvre d'après ces caractères divers; qu'on les prît isolément ou dans leur ensemble, ils devenaient communs à des maladies d'un autre genre, et cette variabilité était incompatible avec la rigueur d'une définition; aussi les auteurs les plus réservés se sont ils bornés à décrire les phénomènes fébriles, en indiquant, autant qu'il était possible, dans chacun d'eux, ce qui paraissait appartenir exclusivement à la maladie.

Avant les travaux anatomiques et physiologiques de Bichat, il eût été difficile, je dirai même impossible, de déterminer le siége de la fièvre. On sentait bien que les phénomènes fébriles n'étaient pas simplement nerveux; qu'ils ne provenaient pas immédiatement d'une inflammation locale; que la nature opérait une réaction particulière, quoique analogue aux affections morbides qui l'accompagnent. Mais cette réaction se manifestant dans tout le corps, intéressant plus ou moins toutes les fonctions, présentant une forme générale, semblait n'appartenir qu'à l'unité de la vie. La connaissance que nous avons acquise des différens appareils d'organes, et surtout des deux départemens de l'économie animale, la vie organique et la vie de relation, donne aujourd'hui au pathologiste l'avantage de pouvoir porter plus loin ses regards.

La lésion manifeste des fonctions du système sanguin, étant l'expression la plus fixe de la fièvre, indique, en effet, qu'il doit être le siége spécial de cette dernière. Et puisqu'il est le centre de la vie de nutrition, il sera facile de concevoir que la réaction fébrile se communique de là dans tous les organes, comme l'annoncent ses phénomènes généraux. Le cerveau et les nerfs n'y sont intéressés que sous le rapport de la nutrition. Les fonctions de la vie animale n'y sont pas toujours lésées, et quand cette lésion survient, c'est accessoirement. Nous ne saurions trop le répéter, l'état nerveux morbide s'oppose au développement de la fièvre. Cette maladie attaque rarement les personnes atteintes d'une névrose chronique; et lorsqu'on trouve le pouls plus lent qu'à l'ordinaire, la chaleur du corps au-dessous du degré naturel, ou de celui qu'elle devrait avoir dans la fièvre, il ne faut l'attribuer qu'à l'état nerveux. Selle fut dans l'erreur à ce sujet : *Causa formalis autem*, dit-il, *quæ demum accedente, febris phænomena producuntur, in peculiari nervosi systematis conditione vel idiosyncrasiâ forte quærenda est, ex quibus binis causa proxima enascit.* Sa cause formelle n'était autre chose que l'ensemble des phénomènes, qui nous prouve que la réaction fébrile s'opère réellement dans le domaine de la vie de nutrition.

La haute philosophie a toujours eu pour objet la recherche des causes. Si elle n'a pas réussi plus souvent dans ce noble dessein, il faut l'attribuer à ce qu'on a eu recours à des hypothèses, tandis qu'il s'agissait d'observer les phénomènes, leur succession naturelle, et de remonter ensuite au dernier effet que l'on doit regarder comme la cause de tous les autres. C'est par cette méthode que nous sommes parvenus à déterminer le siége de la fièvre; et c'est encore elle qui va nous en montrer la cause immédiate.

Rappelons d'abord qu'il n'est plus question ici de cette action dans laquelle les forces vitales sont habituellement libres et soumises à l'ordre de la santé. On les trouve lésées dans les fonctions de la vie organique, et particulièrement dans celle de la circulation du sang. Elles ont donc passé à l'état morbide. Or, puisque, de l'aveu des auteurs, cette lésion est si prononcée dans les fonctions du système sanguin, qu'elle fournit les caractères les plus constans de la fièvre, ne doit-on pas en infé rer qu'elle dépend d'une altération spéciale des tissus de ce système ? Cette induction n'étonnera pas les médecins qui ont suivi les progrès de la science. On a senti, dès longtemps, la nécessité de pénétrer jusqu'à l'altération des organes, non pour expliquer par elle tous les phénomènes vitaux, ce qui serait impossible, mais afin de se rendre un compte plus exact de ceux qui se manifestent dans les tissus organisés et dans les humeurs qu'ils contiennent. « L'essence de la maladie, disait » Vallesius, ne consiste pas dans la lésion des » fonctions, mais bien dans les modifications » dont elle est le résultat. (1) » Plus tard, Gaubius a défini la nature de la maladie : « Une » affection vicieuse de l'organisation, dont l'effet » se manifeste par la lésion des fonctions » (2). Ces définitions étaient assurément très-inexactes, en ce qu'elles n'indiquaient pas la

(2) Pathol., Ch. 85.

(1) *Controv. Méd. et Philosoph.* L. IV, C. I.

nécessité de déterminer le siége de l'affection vicieuse : mais on voit que l'auteur ne s'arrêtait pas à la simple considération des phénomènes.

L'altération des tissus consistant dans les modifications qu'ils éprouvent par la diminution ou l'augmentation morbide des forces vitales, ne pourrait donc seule produire tous les phénomènes de la fièvre. La nature réagit bientôt; son plan se dessine dans la direction que prennent les forces dont elle dispose, et l'affection morbide est formée. Ce n'est plus cette réaction générale dans laquelle on ne voyait qu'une simple forme du principe vital, et dont la nature semblait s'occuper uniquement dans la maladie. Il faut y reconnaître une réaction de la vie organique. On la distinguera facilement de tout ce qui n'est pas elle, non seulement aux signes qui se tirent de la lésion des fonctions de la circulation du sang; mais encore aux différens types qu'elle affecte.

Puisque la fièvre résulte immédiatement de l'altération du système sanguin et d'une réaction qui participe de cette altération, sa cause prochaine est donc complexe. S'étonnera-t on maintenant qu'elle ait échappé aux auteurs qui prétendaient la trouver dans la simple altération des tissus organisés, des humeurs ou des forces vitales? Ils cherchaient la fixité dans des phénomènes variables, et rendaient ainsi le problème insoluble.

Cullen qui, par une aberration d'esprit inconcevable, niait l'altération des fluides vitaux comme cause de la fièvre, et conséquemment la nécessité d'une coction, tandis qu'il admettait cette altération comme effet d'une réaction par laquelle la nature tend à détruire la cause morbifique; Cullen, dis-je, se prononce avec une sorte d'hésitation qui prouve l'incertitude de ses idées sur la cause prochaine de la fièvre. Suivant lui, le paroxysme se compose de certains mouvemens résultant de la puissance qui, appliquée au corps, tend à l'altérer, à le détruire, et de certains mouvemens qui tendent à prévenir les effets de la puissance nuisible, ou à les corriger, à les dissiper. Les premiers constituent peut-être strictement l'état morbide, les autres doivent être considérés comme l'effet de la *force médicatrice* de la nature, dont la tendance est salutaire, et qu'il nomme dans la suite la *réaction* du système. Il assure enfin que l'on rencontre beaucoup de doutes et de difficulté dans l'application de ses principes aux cas particuliers (1).

Cette doctrine n'était pas déduite d'une notion exacte des faits. On sait aujourd'hui que l'altération des fluides vitaux précède dans certains cas celle des solides, qu'il faut la mettre au rang des causes morbifiques, et qu'elle est

(1) *Elément de Méd. Prat.;* trad. par Bosquillon, p. 29 et suivantes.

réellement élaborée par la coction. Il est certain aussi que la réaction n'est pas toujours salutaire, puisqu'on est par fois obligé d'y secourir la nature; que les états de frisson et de chaleur formant le paroxysme, ne constituent pas deux accès différens, et que la *réaction fébrile* n'est pas générale dans le sens que l'auteur donnait à ce mot. Toutefois Cullen a reconnu l'action des puissances nuisibles, la fai blesse qu'elles produisent et la réaction qui la suit. Il attribue le type continu, tantôt à la diathèse inflammatoire, tantôt à l'inertie de la réaction, et convient ainsi que cette réaction fébrile tient de la faiblesse.

Bellini (1), dont la prédilection pour le solidisme n'était pas équivoque, avait pourtant senti le besoin de remonter à la considération des fluides. Il attribua la fièvre à un vice du sang. Ce vice existe réellement; ne serait-il que

(1) *De Febre*, p. 272.

le résultat de l'activité du système sanguin, et des modifications que ce fluide éprouve dans les organes pulmonaires; mais on le rencontre également dans d'autres maladies: il n'appartient donc pas exclusivement à la fièvre. D'ailleurs ne doit-on pas tenir compte de l'espèce d'altération qu'éprouvent les tissus, et de la reaction vitale qui est indispensable au développement de l'affection morbide?

Bordeu (1), en comparant la maladie à la fonction d'une glande, aurait le plus approché de la véritable idée que l'on doit se faire de la fièvre, s'il était permis de mettre en parallèle l'état morbide où les organes sont altérés, quelquefois même lésés par la présence des agens nuisibles, avec l'état sain dans lequel les fonctions s'exercent librement suivant l'ordre naturel; et s'il ne s'agissait pas de savoir quel est le genre d'altération qui a lieu, quelles sont

(1) *Maladies chroniques.*

les causes qui l'entretiennent, les ressources qui restent à la nature pour en triompher, et la méthode curative appropriée à ces circonstances.

Nous n'aurons recours ni à une hypothèse, ni à une comparaison pour expliquer la réaction fébrile. Elle nous a paru être le résultat de la tendance spontanée des forces vitales, de l'ordre particulier dans lequel elles résistent aux causes morbifiques, et de l'état des tissus et des humeurs dans l'appareil d'organes qui en fournit les signes caractéristiques. Il y a sans doute, comme nous l'avons remarqué, une sorte d'analogie entre elle et les affections morbides qui l'accompagnent, puisqu'elles sont toutes produites par les mêmes forces, et d'après les mêmes lois; mais si la réaction fébrile n'est ni inflammatoire, ni simplement nerveuse, si elle a ses phénomènes et son siége particulier, on ne saurait méconnaître son existence propre. Nous n'irons pas plus loin.

» L'expérience, a très-bien dit Barthez, ne peut nous faire connaître l'essence des causes premières, et ne peut manifester d'autres causes que les lois de la succession des phénomènes (1). »

Envisagée sous ce point de vue, la réaction fébrile pourrait-elle être déterminée par une diathèse, et conserver son essentialité? Nous avons reconnu que cette diathèse n'en expliquait ni l'invasion, ni les différens types. On observe sous l'influence de la diathèse bilieuse, par exemple, les fièvres inflammatoire, lymphatique, putride, nerveuse ; souvent ces fièvres se manifestent sans le concours d'aucune diathèse, comme chez les enfans ; ce n'est donc pas à cette cause qu'il faut attribuer le développement de la réaction fébrile.

L'affection locale dont la fièvre s'accompagne a déja fixé l'attention des savans. C'est elle qui

(1) *Elemens de la Science de l'homme.*

imprime à la réaction fébrile les caractères inflammatoire ou putride, bilieux, lymphatique, ataxique. Bien qu'elle s'associe par fois à une diathèse, on les rencontre souvent isolées; ce qui prouve qu'elles ne dépendent pas essentiellement l'une de l'autre. Mais cette affection locale ne pourrait plus être considérée comme la cause prochaine de la fièvre, puisque celle-ci a son existence propre : elle en est seulement la cause déterminante.

Un examen plus approfondi des rapports dans lesquels ces deux parties constituantes de la maladie s'offrent ordinairement, va nous montrer jusqu'à quel point la fièvre est indépendante de l'affection qui la détermine, et nous conduire à l'entière solution du problême.

De toutes les particularités que l'on a rencontrées dans la fièvre, la plus remarquable est, sans contredit, d'être constamment secondaire dans une maladie, dont elle fournit la plupart des symptômes caractéristiques, et où elle joue le plus grand rôle. On a de la peine à concevoir au premier aspect, comment cette affection ayant son existence propre, n'est pas provoquée par des causes directes et simples. Il semble que la réaction fébrile devrait se développer par l'action d'un stimulant, comme la digestion par la présence d'un aliment. Laissons ce qui pourrait être, pour nous attacher à ce qui est. Que la chose soit vraisemblable ou non, il s'agit d'un fait prouvé chaque jour par l'expérience. Quant à la raison de ce phénomène, nous l'avons déduite de l'ensemble et de la nature des causes nécessaires à la production de la fièvre.

L'analogie rendra cet état consécutif encore plus facile à saisir. Il suffit, en effet, de le comparer à celui dans lequel on rencontre plusieurs autres affections. Dans l'hystérie, par exemple, l'utérus est le siége de l'affection locale ou primitive, tandis que la cause prochaine des spasmes réside dans le cerveau, ou dans le système nerveux ganglionnaire consécutivement altéré. Qu'une phlegmasie latente des organes pulmonaires donne lieu à l'affection catarrhale, celle-ci a évidemment son siége, suivant les circonstances, dans telle ou telle partie des membranes muqueuses, des glandes ou des vaisseaux lymphatiques? Or, de même que la fièvre, ces affections consécutives sont générales et soumises à l'affection locale; elles ont leur médication appropriée, leur siége spécial et leurs caractères distinctifs; elles fournissent des indications curatives dans le plan général de traitement; et quoique l'on doive se proposer ici de simplifier la maladie en les combattant, l'affection générale ne peut disparaître que quand l'affection primitive est éteinte, ou au moins devenue passive.

Au reste, la dépendance où nous avons trouvé la réaction fébrile, n'est pas une chose nouvelle : on l'avait signalée depuis long-temps.

Les anciens, qui ne voyaient dans la fièvre qu'une maladie simple, la distinguèrent néanmoins, selon qu'elle était causée par le sang, la bile, la pituite, etc. Or, reconnaître la fixité de ses caractères, pendant que ses causes internes diffèrent, et qu'elles seules peuvent la produire, n'est-ce pas avouer implicitement qu'elle est autre chose que ces causes diverses? Dans la suite ces causes étant mieux connues, ont été considérées comme des états ou des affections morbides, résultant de l'altération simultanée des humeurs et des tissus organisés qui les contiennent; mais il s'agissait encore des mêmes agens. Enfin, ces affections ayant été circonscrites, et s'offrant non fébriles ou simples à l'observation, la fièvre ne pouvait plus en être regardée comme un effet nécessaire, inséparable; et c'est alors que nous avons cherché à découvrir son existence propre. Ainsi donc, notre manière de voir ne diffère de celle des anciens et des modernes que par les nouveaux résultats que nous avons obtenus de l'analyse qu'ils avaient déjà commencée.

Après avoir constaté, d'une part, la présence d'une affection inflammatoire ou bilieuse, lymphatique, etc., et de l'autre, que ces mêmes affections existent par fois non fébriles, on sent que la fièvre doit tenir à des conditions particulières dont nous avons à nous occuper ici pour faciliter l'intelligence de ce qui nous reste à dire. Quelles sont les conditions qui donnent à l'affection locale le pouvoir de produire la fièvre, et qui le lui donnent préférablement à d'autres affections analogues que l'on observe en même temps? La solution de ce problême est d'autant plus importante, qu'elle paraît devoir nous éclairer davantage sur l'enchaînement des principaux phénomènes des maladies pyrexiques.

On voit tous les jours certaines phlegmasies sans fièvre dès leur commencement, devenir fébriles, et cesser enfin de l'être avant que l'inflammation soit entièrement éteinte. Les affections bilieuse, catarrhale, ont offert maintes fois le même phénomène, toutes choses égales d'ailleurs. A quoi pourrions-nous l'attribuer, si ce n'est au degré d'acuité de l'affection dominante, qui est devenue assez intense pour provoquer le développement de la fièvre? Première condition.

Mais puisque cette affection, même très-aiguë, n'entraîne pas constamment la réaction fébrile, il est probable qu'il existe une cause qui soustrait le système à son influence. Les auteurs se sont arrêtés à la disposition individuelle. Aucun d'eux que je sache, n'a déterminé en quoi elle consiste.

Sans doute tous les individus ne sont pas également disposés à contracter la fièvre. Il en est chez qui un simple rhume, la plus légère indigestion suffit pour la développer; tandis que chez d'autres la même affection, et quelquefois l'inflammation des mêmes tissus devient à peine fébrile, ou ne l'est nullement. Ces faits, dont tous les praticiens pourraient citer des exemples, devaient être rattachés à la doctrine. Mais pour cela il fallait les observer avec plus d'attention, et remonter à leur cause. On aurait remarqué chez les personnes qui étaient peu sujettes à la fièvre, quoique d'ailleurs attaquées d'affections ordinairement fébriles, une constitution physique plus régulière, plus saine, plus robuste, le tempérament sanguin, la vie de nutrition très-énergique; chez les autres une constitution plus ou moins irrégulière, malsaine, délicate, les humeurs mal élaborées, la fibre molle, plus irritable; et les inductions que l'on doit tirer de ces deux circonstances, comparées l'une à l'autre, se seraient présentées naturellement. Il paraît, en effet, que la nature opposant dans le premier cas une résistance plus ferme aux causes morbifiques, l'affection locale ne peut agir sur le système de la vie organique, en déterminer l'altération et par suite réaction fébrile. Nous excepterons de ce rapprochement les affections profondes, qui, à raison de leur intensité, sont toujours pyrexiques, et les cas où l'état nerveux met un obstacle au développement de la fièvre. Or, si la différence qui sépare ces deux dispositions, consiste dans le degré d'énergie de la vie organique, la faiblesse radicale sera la seconde condition que nous avions à découvrir. La pratique ordinaire en fournit la preuve. Quels sont les moyens que l'on met en usage pour prévenir les retours de la fièvre intermittente? Les alimens substantiels et proportionnés à l'état des forces digestives, les toniques, et surtout le quinquina; c'est-à-dire les moyens capables de soutenir la vie de nutrition et d'en combattre la faiblesse.

De deux ou plusieurs affections locales et coïncidentes dans les fièvres, il y en a toujours une qui exerce particulièrement son influence sur le système sanguin et qui entretient la réaction fébrile. Les autres ne sont prises que pour des complications. Serait-ce parce qu'elle acquiert d'elle-même, ou par le concours de la diathèse qui lui correspond, un haut degré d'intensité? L'inflammation aiguë que l'on voit quelquefois survenir dans le cours d'une fièvre putride, ne transforme pas pour cela cette fièvre en inflammatoire. On ne saurait non plus l'attribuer à ce qu'elle a été la première, puisque souvent elle se manifeste après d'autres. Une phlegmasie non fébrile est par fois suivie d'une affection gastrique, qui, quoique moins intense, détermine la fièvre bilieuse. Ce n'est pas enfin à raison de l'organe qui en est le siége, car on l'observe tantôt dans tel ou tel viscère, tantôt dans les tissus cellulaire, glanduleux, etc.

Passons de cette analyse négative à l'analyse directe ou positive, pour arriver immédiatement à la cause que nous cherchons.

On voit par fois la fièvre bilieuse devenir catarrhale, *et vice versâ*, lorsque l'affection primitive n'est pas renforcée par sa diathèse correspondante. La faiblesse radicale étant alors à un degré qui se concilie avec l'un comme avec l'autre, l'intensité de l'affection prédominante suffit pour opérer ce changement.

Il n'en est pas ainsi quand la constitution individuelle est robuste. L'inflammation enlèvera la fièvre à l'affection bilieuse, parce que l'énergie de la vie organique facilite cette mutation. Nous avons vu que la faiblesse consécutive de cette phlegmasie était suffisante pour déterminer la réaction fébrile.

Si, au contraire, la constitution du sujet se trouve délicate, mal saine, la faiblesse radicale étant assez grande, la phlegmasie ne pourrait ici produire une fièvre inflammatoire; mais elle s'empare alors de la réaction fébrile, et celle-ci présente les caractères de la putridité.

Bordeu a très bien observé que, dans ces circonstances où l'affection accidentelle devient dominante, la fièvre parcourt ses périodes ordinaires, et qu'elle change rarement de type.

Des faits que nous venons de rapporter, on doit tirer cette conclusion : la condition qui donne à l'affection locale la faculté de développer la fièvre, résulte de la nature de cette même affection, et de l'état des forces de la vie organique.

Ainsi donc, nous pouvons le dire en toute assurance, l'affection dominante est nécessaire à la production de la fièvre ; c'est elle qui en détermine l'invasion, qui en soutient les périodes dans le type continu, et le cours dans les autres types ; sans elle la fièvre ne tarderait pas à cesser ; les forces ayant recouvré leur liberté ne tarderaient pas à rentrer dans l'ordre naturel.

Nous n'ignorons pas que toutes les maladies ne se dessinent point avec la même clarté ; qu'on les trouve souvent confuses ; que les affections locales n'y sont presque pas apparentes ; que leurs causes morbifiques sont plus ou moins prononcées. Les complications dénaturent quelquefois une fièvre de manière à plonger l'économie vivante dans un trouble, au milieu duquel on a de la peine à saisir quelques traits caractéristiques du type dominant. La thérapeutique générale a donné aux praticiens les règles de la conduite qu'ils ont à tenir dans ces cas difficiles. Mais, quel que puisse être leur embarras, les vues que nous présentons ici doivent faciliter leur calcul, et les mettre à même de donner plus directement à la nature les secours qu'elle réclame. Ce qu'il importe le plus d'observer dans la méthode curative, c'est de ne pas nuire aux affections locales en combattant la fièvre, *et vice versâ*, et d'agir de manière à rendre favorable le cours de ces diverses opérations de la nature. Or, le moyen d'atteindre ce but ne consiste t il pas à les bien connaître l'une et l'autre, et à préciser avec toute la justesse possible leurs rapports mutuels?

L'observation suivante prouvera mieux encore les avantages de cette analyse élémentaire pour bien apprécier les indications curatives, dans ces cas difficiles qui, ne rentrant pas dans les divisions reçues, seraient restés en quelque sorte hors du domaine de la science, si la thérapeutique générale n'avait donné les règles d'après lesquelles on doit diriger leur traitement.

Un jeune homme, dans sa vingtième année, d'un tempérament bilieux, d'une constitution robuste, mais qui portait un vice scrofuleux, attesté par un ulcère chronique cicatrisé depuis quelques mois seulement, fut atteint d'une fièvre à la suite d'un violent exercice. Les malaises, le frisson, la diminution de l'appétit, la faiblesse générale, ne l'ayant pas détourné de son régime ordinaire, il ne s'alita que le quatrième jour, avec pouls fréquent, douleur vive dans la région iliaque droite, vomiturilions, les yeux cernés, l'air hébêté, les urines rouges, la peau sèche, etc. (Émission sanguine copieuse ; boisson rafraîchissante, lavemens émolliens, cataplasme de farine de graine de lin sur le ventre). Le deuxième jour, la douleur fut beaucoup diminuée ; mais le pouls restait dur et fébrile. Le troisième, douleur plus aiguë (25 sangsues sur le ventre) ; le calme renaît, le pouls est moins plein. Le cinquième, la douleur exige encore une émission sanguine. (20 sangsues à l'anus.) Le septième, calme général, ventre souple et assez élevé, urines naturelles, selle peu copieuse, sommeil, peu de fièvre, point de moîteur à la peau. La langue a été toujours naturelle, la respiration libre. (Régime antiphlogistique).

Du 11 au 16, le bouillon est rejetté ou cause la rougeur de la face et l'agitation ; le pouls est constamment souple, peu fréquent et assez régulier, le sommeil plus altéré. (Sinapisme aux pieds; eau de gruau; boissons acidulées; on continue les lavemens et les cataplasmes émolliens).

Le 17.e, l'état du malade était généralement amélioré; mais la crise fut incomplète : dévoiement avec quelques coliques; urines troubles.

Le 25.e, les selles devinrent liées, et bientôt liquides; légère rêvasserie durant la nuit; ventre affaissé, par fois tendu avec empâtement.

Dès le 28.e, exacerbation légère, d'environ cinq heures, qui revient irrégulièrement la nuit ou dans la journée. Le trouble des urines continue, mais sans dépôt. (Potion avec quatre onces d'infusion de camomille, deux onces de sirop de quinquina, un gros d'extrait de quinquina, à prendre par cuillerée toutes les deux heures. Vésicatoire aux jambes; eau d'orge blanchie avec du lait; sinapisme aux pieds.)

Du 35.e au 40.e, le delire augmente par une gradation lente sans cesser d'être sombre, l'émaciation est très-marquée; le malade se lève cependant pour tous ses besoins; légère surdité.

Le 43.e, le délire continue; soubresauts des tendons; pouls plus fréquent; loquation difficile; agitation très grande (six sangsues derrière les oreilles, application de la glace sur la tête); déglutition impossible; le malade expire au bout de seize heures.

MM. Fouquier et Marjolin avaient été appelés en consultation, durant cette fièvre.[1]

A l'autopsie, qui fut faite avec le plus grand soin, on ne trouva aucune altération notable dans le cerveau, le cervelet et la poitrine; les viscèrés abdominaux étaient sains, à l'exception des intestins grèles dont la membrane muqueuse se trouvait injectée, d'un rouge foncé, facile à détacher, et parsemée de quelques points gangréneux.

Parmi les réflexions que fait naître l'examen de cette maladie, il en est quelques-unes que nous ne pouvons passer sous silence. On est d'abord arrêté par l'embarras de la classer et de lui donner un nom. Elle a débuté par une inflammation intestinale, mais la fièvre n'a cessé de présenter les caractères de la faiblesse, dans l'état habituel du pouls, de la peau, des facultés intellectuelles; la plénitude et la dureté des vaisseaux n'ont été que momentanées: elle n'était donc pas inflammatoire. Serait elle putride? Il n'y avait aucune trace de putridité dans les humeurs; adynamique? les forces musculaires et la respiration se sont soutenues jusqu'à la fin. Nous ne saurions la considérer comme ataxique, puisque l'état nerveux, résultant de l'affection consécutive du cerveau, ne dominait pas. Etait-ce un typhus? Il n'y a eu ni pétéchies, ni jaunisse, ni malignité, ni contagion.

Autre embarras, quel nom donner à cette fièvre, puisqu'elle n'est ni putride, ni maligne, ni inflammatoire. C'est donc une maladie inconnue. Non, sans doute, nous l'avons analysée et nous la connaissons aussi bien que les autres fièvres. Peu importe le mot, quand on est d'accord sur la chose. Nous répondrons avec M. Récamier : c'est une fièvre grave ; et toute vague que paraît cette dénomination, elle aura du moins le mérite de ne pas égarer le praticien.

Enfin, le traitement des fièvres inflammatoire, putride, ataxique, ne pouvait lui être appliqué. La plus grande difficulté était de déterminer la méthode curative la plus appropriée. Quel parti auraient pris ces médecins qui ne voient les fièvres qu'à travers un cadre nosologique? Quel éclectisme les eût mis sur la voie de la vérité? La thérapeutique générale pouvait seule les éclairer, tant elle est supérieure à toutes les classifications. Il fallait surtout déduire les indications d'une connaissance exacte des élémens morbides, c'est-à-dire, de l'affection dominante, de l'affection consécutive du cerveau, et de la réaction fébrile ; et c'est ainsi que le traitement en est devenu aussi rationnel qu'on pouvait le désirer.

Mais l'inflammation vraisemblablement spécifique a dû rester sub-aiguë ou passive. Si les symptômes ont été modérés, c'est qu'il n'y avait ni putridité, ni ataxie, et que la faiblesse radicale n'était pas profonde : aussi n'y a-t il pas eu de prostration jusqu'au moment de l'agonie. La marche et la durée de la réaction fébrile s'expliquent par la tenacité de l'inflammation. Quelles ressources l'art offrait-il dans cette circonstance affligeante? On ne pouvait insister sur les toniques, ni sur les relâchans; les uns auraient produit trop d'irritation, les autres trop de faiblesse; aucun des dérivatifs connus ne paraissait capable de rompre les relations morbides de l'affection primitive qui enchaînaient le cerveau et le système sanguin. La nature restait impuissante dans les efforts critiques qui ont eu lieu le 7.e, le 14.e, le 21.e et le 34.e jour. Il n'existait réellement aucun moyen de prévenir les suites funestes de la maladie. *Non est in medico semper relevetur ut æger.*

On a trouvé la fièvre plus intimement unie à l'affection dominante, dans le type continu, que dans les autres types; ces deux affections semblaient effectivement se confondre en un seul procédé de la nature, jusqu'au moment où nous les avons distinguées par leurs phénomènes propres, et par leur siége. Ce sont deux voies différentes que la nature prend pour arriver à la même fin, le rétablissement de la santé, ces deux opérations qu'elle fait marcher de concert, ayant dans chacune un objet particulier.

De l'aveu des auteurs rien ne ressemble plus à une fièvre éphémère qu'un accès de fièvre intermittente: sur quoi repose cette analogie? On ne dira pas que ce soit sur les états bilieux, inflammatoire, lymphatique, car ils sont variables, tandis que le mode fébrile ne change point. Il y a ici plus que de l'analogie. C'est toujours la même fièvre, qui, dans les éphémères ou continues de peu de durée, se trouve plus étroitement liée à l'affection locale que dans les intermittentes.

Qu'un individu ait eu la jambe amputée, l'inflammation qui survient à la plaie entraînera la fièvre inflammatoire, quels que soient le tempérament, l'âge, en un mot, la disposition physique. L'irritation a été directe et immédiatement suivie de la réaction locale. Chez un homme d'une constitution sanguine et robuste, qui, échauffé par un violent exercice, aurait pris un verre d'eau froide, ou une glace, le froid ou la soustraction subite du calorique a causé la faiblesse radicale; mais la respiration étant encore laborieuse, l'irritation s'est manifestée directement dans la poitrine, et la réaction a présenté le caractère inflammatoire. Enfin, un autre individu dans une disposition semblable, ayant reçu l'impression d'un air froid et humide, la débilité qui en résulte étant générale, la réaction s'est déclarée, par suite de la faiblesse, dans les poumons ou dans d'autres viscères.

Dans ces différentes circonstances, l'affection locale a précédé la fièvre : la fluxion étant violente a dû causer une faiblesse très-grande, et c'est dans cette faiblesse, toute consécutive chez le premier malade, en partie consécutive et radicale chez les deux autres, que la fièvre s'est déclarée avec une véhémence extrême. L'éréthisme général bridant en outre les forces vitales, les facultés ont été enchaînées, et de là l'abattement.

Au reste, l'inflammation a dû, à raison de son intensité, tenir entièrement la fièvre sous sa dépendance, d'autant que la diathèse phlogistique les renforçait l'une et l'autre. Aussi leur cours a t-il été le même. L'exaltation des forces vitales dominant dans tout le corps, on a réduit le traitement de la maladie à l'usage des rafraîchissans, des émissions sanguines et des dérivatifs, sans oublier toutefois que c'est toujours la nature qui doit opérer la guérison; qu'il s'agit seulement de la seconder, et que l'abus des antiphlogistiques peut rendre l'inflammation passive et faire dégénérer la fièvre inflammatoire en une fièvre hectique.

L'affection locale, même inflammatoire, nous a paru moins intense dans les fièvres bilieuse et lymphatique simples, mais elle l'est encore assez pour soutenir le type continu. La nature suffit ordinairement pour opérer la guérison de la maladie, à la faveur d'un régime convenable. Si la méthode agissante devient nécessaire, ce n'est que dans la vue d'enlever, suivant l'indication, la surcharge des premières voies, de favoriser les excrétions et de diminuer l'éréthisme. Les toniques sont contr'indiqués durant la première et la seconde périodes ; mais dans la troisième, on est obligé d'y recourir, lorsque les symptômes de l'affection dominante perdent leur intensité, et que la réaction fébrile continue, la nature n'ayant pas assez d'énergie pour la dissiper. Il faut alors combattre la faiblesse radicale, ou en d'autres termes, relever le ton, afin de donner aux forces vitales la liberté de revenir à l'ordre naturel. Puisqu'on peut la combattre séparément, la fièvre commence donc ici à devenir plus distincte de l'affection qui l'a determinée.

En observant la formation des fièvres putride et ataxique, nous avons déjà montré combien la réaction fébrile y est distincte de l'affection des viscères de l'abdomen et du cerveau. L'on a dû remarquer que la faiblesse radicale réclamait l'usage des toniques, rarement, il est vrai, dans la première et la seconde périodes, mais fréquemment dans la troisième. Il y a même des épidémies dans lesquelles ils sont indiqués durant tout le cours de la fièvre. L'affection primitive étant alors sub-aiguë ou passive, la réaction fébrile en est moins dépendante que dans les fièvres bilieuse et lymphatique; aussi doit-on s'occuper spécialement de la faiblesse radicale ou consécutive qui entrave la marche de cette dernière. Le danger que court le malade vient, en effet, bien plus de la fièvre que de l'affection primitive, toutes les fois que celle-ci n'est pas aiguë. L'isolement où se trouve la réaction fébrile ne provient pas, dans ces circonstances, de la bénignité de l'affection locale, mais de ce qu'elle est subaiguë ou passive.

Nous avons reconnu que la fièvre était, toutes choses égales d'ailleurs, plus libre ou isolée dans le type rémittent que dans le type continu; et l'on a dû apercevoir la cause de cet isolement dans le peu d'intensité de l'affection dominante ou primitive. Cette affection est, en effet, ordinairement bénigne par comparaison avec celles que l'on observe dans les fièvres continues. La maladie ne devient dangereuse que par l'affaiblissement qui résulte de sa longue durée. On l'abrégerait souvent en donnant à propos les toniques indiqués par l'état paroxystique. Il faut excepter ci les cas d'ataxie et de putridité. Deux circonstances prouvent cette bénignité de l'affection locale. Premièrement, nous n'avons point rencontré la fièvre rémittente avec le caractère inflammatoire. Les auteurs ne rapportent pas d'exemple où elle soit assez prononcée. Pringle et Macbride ont dit l'avoir observée ; mais cette assertion paraît douteuse : M. Pinel n'en a pas tenu compte. En second lieu, on voit souvent l'abus des toniques faire disparaître les paroxysmes et agraver la maladie ; ce qui prouve que l'affection locale est devenue plus intense et assez puissante pour tenir entièrement la réaction fébrile dans le type continu. Or, la conséquence que nous avons à tirer de ces deux faits ne peut être équivoque ; l'affection primitive est bien évidemment plus intense dans la fièvre continue simple que dans la rémittente.

Ce degré moyen d'intensité une fois reconnu, le type rémittent s'explique sans peine. On conçoit, en effet, que la somme des forces destinées à la réaction fébrile se partage : une partie sert au type continu, et l'autre aux paroxysmes, ensorte que la réaction fébrile se soutient à un certain degré, et se ranime périodiquement pour produire les paroxysmes. Elle n'a ni l'énergie nécessaire au type continu simple, ni la liberté de constituer une fièvre intermittente pure. Ces deux types ont perdu chacun une partie de leur intégrité; car, isolément pris, les phénomènes du type continu sont moins prononcés que dans la fièvre continue ordinaire, et ceux des paroxysmes, beaucoup plus faibles que dans l'accès d'une fièvre intermittente.

La fièvre est, dans le type rémittent, moins libre que dans l'intermittent, et plus libre que dans le continu ; aussi réclame-t-elle bien moins le quinquina que la fièvre intermittente, et la voit on se prolonger quelquefois jusqu'au cinquantième jour, quand elle est livrée aux seuls efforts de la nature. Il est vraisemblable que, dans ce dernier cas, l'affection locale a pu en empêcher la solution; mais dans d'autres, la réaction fébrile ainsi divisée, paraît se faire plus lentement et prolonger à son tour l'affection primitive.

Plus l'affection locale devient intense ou aiguë, plus le type fébrile est fortement continu. Cet axiôme ne sera point contesté, je pense, si l'on se rappelle ce que nous avons dit de la fièvre inflammatoire et des fièvres bilieuse et lymphatique. Il doit tenir en garde contre l'abus des toniques dans la rémittente Nous ferons cependant remarquer que le danger d'agraver cette affection dominante, n'est pas aussi grand dans les fièvres ataxique et putride que dans les autres ; comme elle participe alors de la faiblesse radicale, on est moins exposé à la rendre trop aiguë, et les toniques sont indiqués toutes les fois que l'ataxie ou la putridité menacent les jours du malade. L'expérience confirme journellement les succès de cette pratique. On l'a dit depuis long-temps : la fièvre est d'autant plus susceptible de céder à l'usage du quinquina, qu'elle est plus exacerbante, ou plutôt paroxystique, suivant la judicieuse observation de M. Baumes.

La distance qu'il y a entre la fièvre continue et la fièvre rémittente n'est pas grande ; aussi voit-on la première devenir rémittente et celle ci continue par l'influence des causes les moins actives. Ces transformations s'observent fréquemment, et quoiqu'elles proviennent essentiellement de l'intensité de l'affection dominante, il est nécessaire de tenir compte de ce que peut y ajouter l'état actuel des forces de la vie organique. N'est-ce pas l'état lymphatique des fluides et des tissus organisés qui, dans une rémittente muqueuse, ralentit la marche de l'affection locale et prolonge la réaction fébrile jusqu'au 40 ou 50.e jour? Toutefois ces deux fièvres simples sont également benignes, comme le prouve M. Pinel. « J'ai » observé, dit ce savant, (durant le trimestre » d'été de l'an V), neuf exemples de fièvres re- » mittentes, au nombre desquelles on en comp- » tait quatre qui étaient d'une nature muqueuse » ou adéno-méningée; elles ont parcouru leurs » périodes avec la lenteur qui est le caractère de » ces fièvres, et elles se sont heureusement ter- » minées du 40 au 42.e jour, à compter de leur » invasion. Il en a été de même d'une fièvre » continue de la même nature. Je me suis rap- » proché des vrais principes de traitement, si » bien exposés dans l'ouvrage de Wagler, qui » regarde la fièvre elle-même comme un moyen » dont se sert la nature pour résoudre ces em- » barras muqueux, ou plutôt pour faire cesser, » après un temps déterminé, l'irritation de la » membrane interne du conduit alimentaire. » J'ai donc cherché à écarter tout obstacle à » la marche de la nature, c'est-à-dire, un long » séjour des matières irritantes, et à prévenir

» aussi l'effet trop débilitant des évacuans, en » commençant par l'émétique en lavage, et » ensuite en interposant les doux laxatifs et les » toniques ».

Enfin, on n'a trouvé nulle part la réaction fébrile plus indépendante de l'affection locale, que dans le type intermittent, et c'est le motif qui nous a porté à considérer cette fièvre comme la plus simple de toutes. En effet, tandis que l'affection gastrique suit ses périodes lentement et sans interruption, la réaction fébrile ne se manifeste que par des accès qui reviennent périodiquement, et laissent entr'eux une apyrexie assez longue. Ces accès seraient-ils le simple résultat d'une exacerbation, d'un redoublement de l'affection dominante? S'il en était ainsi, les symptômes de cette dernière devraient prendre une nouvelle intensité; la réaction fébrile diminuerait à mesure que l'on évacue les premières voies et que l'affection gastrique s'éteint. Or c'est ce qu'on n'observe pas constamment. Nous avons vu au contraire les accès se renouveler, dans certains cas, avec la même énergie, après l'expulsion des saburres, et quoique l'affection locale fût presque éteinte.

L'isolement dans lequel la fièvre se montre ici, vient, comme dans le type rémittent, du degré d'intensité de l'affection primitive. Celle-ci est, en effet, tellement bénigne, que sa médication se réduit à l'emploi de quelques évacuans et des boissons adoucissantes ou mucilagineuses ; sa durée est ordinairement de sept à quinze jours dans la fièvre intermittente tierce, et la maladie ne laisse pas craindre une terminaison funeste. On sait qu'Hippocrate l'avait déclarée exempte de danger. Mais rien ne prouve mieux combien l'affection locale est peu intense, que la facilité qui reste aux malades de digérer pendant l'apyrexie. Il serait imprudent, sans doute, de prendre les mêmes alimens que dans l'état de santé; les forces digestives ne suffisant pas pour les élaborer, la surcharge de l'estomac aggraverait infailliblement l'affection dominante : ce qu'il y a de certain, c'est que l'appétit se prononce, et que le malade peut supporter plus de nourriture que dans les autres fièvres.

Quoique peu intense, l'affection dominante nous a paru l'être encore assez pour causer une faiblesse consécutive qui, jointe à la faiblesse radicale, détermine l'altération du système sanguin. La nature a résisté d'abord à cette faiblesse ; mais, se ranimant enfin, elle a dû réagir avec d'autant plus de violence et de régularité que les forces vitales étaient plus libres. La fièvre n'a été ni continue ni rémittente ; l'affection gastrique était trop légère pour soutenir ces deux types. La réaction étant, comme nous l'avons dit, plus vitale qu'organique, n'a eu qu'une durée de quelques heures. L'accès terminé, l'ordre de la santé s'est rétabli : cependant l'affection gastrique continuait d'exercer son influence sur le système sanguin; la nature pressée de nouveau par la faiblesse consécutive de cette affection locale, a reproduit le paroxysme; et, comme elle procède toujours avec ordre autant qu'il est possible, ce paroxysme a été semblable au précédent. Les accès sont revenus ensuite périodiquement jusqu'à l'époque où l'affection gastrique a cessé. Quant à l'apyrexie que l'on observe dans l'intervalle, elle résulte évidemment de ce que l'affection gastrique seule ne peut développer la réaction fébrile.

Le vieillard de Cos avait recommandé d'abandonner la fièvre tierce aux efforts de la nature, et de ne l'attaquer qu'après le septième accès; précepte que l'expérience n'a cessé de confirmer jusqu'à ce jour. Il s'est trouvé néanmoins des systématiques qui ont cru devoir administrer le quinquina dès que les saburres étaient évacuées. La fièvre a disparu; mais une pareille guérison pouvait-elle être durable? L'état pénible où restait le malade annonçait la présence de l'affection gastrique, aussi n'a-t-elle pas tardé à reproduire les paroxysmes. Nous ne citons ce fait qu'afin de prouver de plus en plus l'indépendance de la fièvre.

La facilité qu'on a de prévenir la réaction fébrile est plus évidente encore dans le traitement des fièvres pernicieuses (Torti, M. Alibert). Quel est le praticien qui, apercevant le danger dont le malade est menacé, ne se hâte pas de prescrire le spécifique à haute dose, sans avoir égard à l'affection locale, et avec la certitude du succès? Dans cette circonstance, le quinquina sert tout à la fois à combattre l'ataxie ou la putridité, et à soustraire le système sanguin à l'influence de l'affection gastrique. Si cette médication ne réussit pas de même dans la fièvre intermittente simple, c'est parce que la vie de nutrition étant beaucoup moins débilitée, que dans les fièvres pernicieuses, elle donnerait un excès de ton, aussi nuisible au système entier qu'à l'affection locale.

L'affection gastrique n'est assurément pas éteinte après qu'on a coupé la fièvre : rien ne le prouve mieux que la convalescence pénible et lente qui succède. Cette affection locale existe dans ce cas, ainsi que dans beaucoup d'autres où les saburres sont retenues par l'irritation des tissus. Il est vraisemblable que réduite à son état simple, elle s'efface peu-à-peu à la faveur du régime approprié. On observe seulement de soutenir le ton avec le spécifique jusqu'à ce qu'elle soit entièrement dissipée, afin d'éviter une rechute.

Ne voyant qu'une sorte de faiblesse, qu'une action purement vitale dans la fièvre, on avait pensé jusqu'ici que les débilitans étaient seuls capables de causer les rechutes, et l'on mettait au nombre de ces débilitans le froid humide, la saignée, l'éruption des règles, les purgatifs, l'abus des alimens, etc.

Il est certain que la faiblesse qui résulte de ces causes diverses, contribue au retour des accès. Mais Brown avait distingué la faiblesse directe de la faiblesse indirecte; Barthez et Bichat, la faiblesse nerveuse de la faiblesse radicale; Cullen et M. Baumes celle qui résulte des miasmes putrides de celle des marais; on parlait à tout instant de la débilité qu'entraîne la concentration des forces dans tel ou tel organe : ne fallait il pas apprécier ces divers modes de diminution des forces, suivant leur degré, leur siége, et surtout par rapport à leur cause que l'on avait à combattre? Un examen plus attentif eut bientôt appris que cette faiblesse, qui paraissait être simple au premier aspect, était en effet très-complèxe; et que les rechutes sont souvent causées par des excitans directs.

Consultons l'observation : elle nous a montré d'abord la faiblesse radicale incapable de déterminer seule la réaction fébrile chez des personnes exténuées, dans une émaciation extrême, et qui n'éprouvent pas même la fièvre hectique. Nous avons vu ensuite l'affection gastrique jointe à cette faiblesse, déterminer la réaction fébrile; mais la fièvre ne présentait encore que les types continu ou rémittent.

La fièvre intermittente semblait tenir à une condition particulière, sur laquelle les auteurs n'ont pas été d'accord. Les uns ont attribué ce type à la disposition individuelle, expression qui est ici à-peu-près vide de sens; d'autres à l'habitude, dont l'influence, quoique positive, est cependant si bornée qu'elle fournit à peine une indication curative. M. Baumes est celui qui a le plus approché du but, en faisant consister cette condition dans la présence des émanations marécageuses; et l'on ne peut se dissimuler l'identité de cette influence dont l'action est bien manifeste dans les fièvres intermittentes endémiques, avec ceux qui causent cette fièvre sporadique.

Que ces miasmes proviennent des marais ou de toute autre source, pourvu qu'ils soient de la même nature, la faiblesse radicale qui en résulte étant donnée, les saburres ou la surcharge gastrique provoquent l'affection locale; bientôt la faiblesse consécutive de celle ci se joint à la première, et donne lieu à la réaction fébrile. L'affection primitive et la faiblesse radicale ne constituent néanmoins que deux élémens de la maladie; mais ces deux élémens sont inséparables : car isolés, ils ne pourraient, ni l'un ni l'autre, produire le type intermittent. Il paraît que le miasme modifie l'affection gastrique de manière qu'elle s'arrête au degré moyen nécessaire au développement de la fièvre exacerbante. Il faut donc distinguer la faiblesse radicale produite par les miasmes marécageux de celle que causent d'autres substances débilitantes.

Une autre condition non moins essentielle, c'est que l'affection gastrique soit dans l'état d'acuité, pour soutenir la réaction fébrile. On voit, en effet, celle-ci disparaître pendant que la première devient passive et se prolonge quelquefois jusqu'à la fin de la convalescence.

Or, puisque les débilitans ordinaires ne peuvent provoquer directement la fièvre intermittente, puisque l'affection locale jointe à la faiblesse radicale ne produirait qu'une fièvre continue, puisqu'enfin les miasmes des marais, quoique indispensables à la formation du type intermittent, ne le détermineraient pas sans l'affection gastrique, il est évident que les rechutes dépendent de l'état passif de cette affection toujours modifiée par les effluves marécageux, si toutefois il ne s'agit pas d'une fièvre renouvelée par les causes qui en avaient provoqué la première invasion. Aussi les accès disparaissent ils dès qu'elle devient aiguë par des causes internes ou internes.

Parmi ces causes, il en est des deux sortes que les auteurs avaient confondues parce qu'elles tendaient au même but, la rechute. Les uns font passer directement l'affection gastrique de l'état passif à l'état aigu; ce sont les purgatifs, les émétiques, la surcharge de l'estomac, les passions excitantes, telles que la colère, etc. Les autres débilitent immédiatement la fibre et font perdre le ton par lequel le quinquina avait soustrait le système sanguin à l'influence de l'affection gastrique : celle ci est alors augmentée par la surcharge de l'estomac ou des intestins, devenue trop stimulante, relativement à cette débilité.

M. Baumes rapporte deux cas des fièvres intermittentes pernicieuses tirés d'une Dissertation sur la convalescence (M Feruault, Paris, 1812.), et qui viennent à l'appui de notre doctrine. « Il n'y eut pas, dit ce savant, le » mieux général qu'on observe après une bonne » terminaison; les malades étaient abattus,

» tristes, ayant toujours une grande tendance à
» dormir, et ne pouvant essayer de prendre
» de l'exercice, parce que les forces ne reve-
» naient point; le pouls était faible, peu fré-
» quent: le soir, cette fréquence augmentait
» un peu; la peau, dans tous les temps, con-
» servait sa chaleur naturelle; la langue était
» humide, assez nette; il y avait peu d'appétit;
» le malade prenait des alimens avec indiffé
» rence. Chez l'un on remarqua une petite
» diarrhée, que les légers toniques et astrin-
» gens ne purent arrêter, et chez l'autre, une
» grande tendance à l'assoupissement; après
» vingt jours environ, le premier éprouva tout-
» à-coup de vives douleurs dans l'abdomen; il
» y avait en même temps des déjections fré
» quentes et abondantes dans lesquelles le ma-
» lade rendait tout ce qu'il prenait. Les forces
» se perdirent, et il mourut dans l'adynamie.
» L'autopsie ne put être faite. Le second, au
» vingt-quatrième jour, fut pris d'un grand

» assoupissement accompagné des symptômes » qui caractérisent l'apoplexie ; il mourut : à » l'autopsie, on trouva un peu d'eau dans les » ventricules latéraux. Elle n'était pas en assez » grande quantité pour qu'on pût la regarder » comme cause de la mort. Tous les autres vis- » cères ne présentaient aucune lésion (1). »

L'affection locale s'est manifestée chez le premier malade par la diarrhée, le peu d'appétit, les digestions imparfaites ; et, au moment de la rechute, les douleurs abdominales, l'augmentation de la diarrhée, l'impossibilité de digérer, annoncent clairement qu'elle a acquis un nouveau degré d'acuité. L'affection gastrique existait-elle chez le second malade? cela est probable, puisque le cerveau n'a offert que les traces d'une affection consécutive ; mais laquelle de ces deux affections que l'on considère comme cause déterminante de la réaction

(1) *Loc. citat.* T. 1er, p. 282.

fébrile, il n'est pas douteux que le miasme spécifique ne l'ait modifiée de manière à produire le type intermittent.

Au total, la rechute d'une fièvre intermittente est le produit de trois causes différentes: la présence du miasme des marais, l'action des débilitans qui font disparaître le ton de la fièvre, et l'action d'une substance irritante qui ranime l'affection locale ou primitive. Otez cette affection, il n'y aurait qu'une prédisposition à la maladie; ôtez le miasme spécifique, les débilitans et l'affection gastrique ne provoqueraient qu'une fièvre continue; supprimez enfin les débilitans, la présence du miasme et l'affection locale ne pourraient déterminer la fièvre intermittente, parce que le ton, relevé par le quinquina, s'y opposerait.

Il me reste à parler d'une sorte de fièvre que les nosologistes n'ont pas mise au nombre des fièvres essentielles, parce qu'ils ignoraient la véritable essentialité des unes et des autres; les pathologistes n'en ont pas eu une idée beaucoup plus juste, puisqu'ils l'avaient considérée comme hectique, erratique, consécutive ou symptômatique. On la distingue à ce qu'elle ne présente pas un ordre constant dans ses types, ses périodes, sa marche et sa durée. La difficulté ne sera pas d'y reconnaître une affection locale pour cause déterminante. Les auteurs sont d'accord sur ce point; ils ont toujours regardé cette fièvre comme provenant d'une inflammation latente, ulcéreuse ou autre, et chronique. Ce qui importe en ce moment, c'est d'en motiver l'irrégularité, de préciser les élémens morbides dont la maladie se compose, et d'en rattacher l'explication à la doctrine reçue.

L'existence propre de la fièvre se montre d'abord dans sa fixité, tandis que l'affection locale change fréquemment. Les pathologistes, et Cullen entr'autres, admettent une fièvre hectique pulmonaire, par la chlorose, la coqueluche, les scrofules, la syphilis, etc.; or n'est-ce pas avouer implicitement que l'inflammation latente diffère selon le siége qu'elle occupe, et par sa nature particulière, quoique la réaction fébrile soit constamment la même?

Cet isolement s'annonce ensuite dans les temps d'apyrexie, qui sont par fois très-longs, pendant que l'inflammation continue, et dans la faculté qu'on a de se rendre maître de la fièvre, quand elle est paroxystique, ce que l'on observe le plus ordinairement.

Cependant l'affection locale domine la réaction fébrile, et ne cesse de la reproduire. Si l'on observe avec attention ses divers degrés d'intensité, on voit qu'ils correspondent aux différens types que présente la fièvre. J'ai rencontré cette dernière continue chez une dame de 50 ans, atteinte d'une inflammation chronique de l'abdomen, par suite du temps critique; la maladie durait depuis sept mois, pendant lesquels la fièvre s'était manifestée plusieurs fois, et avec des types différens. Communément la réaction fébrile est paroxystique, rémittente ou intermittente, sans cesser d'être irrégulière par comparaison avec les fièvres qui dépendent d'une affection locale aiguë; et cela s'explique naturellement par le peu d'intensité des inflammations latentes. Dans cette dépendance, elle est néanmoins libre, et même plus libre que dans les fièvres intermittentes, puisqu'elle laisse souvent des rémissions très-longues.

On s'est généralement mépris sur le but de la nature dans la réaction fébrile. De ce que celle-ci ne pouvait rétablir la santé comme dans les fièvres régulières, on en a conclu qu'elle se réduisait à un symptôme, et qu'elle était toujours nuisible. Mais ce n'est pas la fièvre qui mine le malade, qui l'affaiblit graduellement; c'est l'affection locale et dominante. Il y a, selon Bayle, des phthysiques chez qui la fièvre ne se déclare que vers la dernière huitaine, et quelquefois vers les derniers jours, quoique le marasme ait déjà fait de grands progrès.

La réaction fébrile provoquée, comme dans la fièvre intermittente, se renouvelle par les efforts de la nature qui tendent toujours à rétablir l'ordre et la santé. Cette opération est si nécessaire, que sans elle les relations morbides de l'affection primitive avec le reste des organes mettraient bientôt un obstacle invincible à la nutrition, et conséquemment à l'existence du malade. La fièvre sert effectivement à la coction des humeurs mal élaborées, à remonter les forces vitales en résistant aux causes de débilité, à rendre libre l'exercice des fonctions. Les tissus intéressés, dans l'inflammation latente, sont seuls exceptés de cette influence salutaire.

Quelle différence y a t il entre les fièvres erratiques et la fièvre lente? Aucune, sous le rapport de la réaction fébrile : celle-ci ne varie que par le degré d'intensité de l'affection locale; intensité que causerait un ulcère chez les sujets jeunes ou qui n'ont pas été antérieurement épuisés par des erreurs de régime. On voit la fièvre lente devenir erratique, *et vice versâ;* elles rentrent donc naturellement dans une division de fièvres dont l'irrégularité forme le caractère commun. Dans tous les cas, la réaction fébrile est évidemment une opération salutaire de la nature. Elle est toujours la même, quels que soient ses périodes, son type, sa durée, son irrégularité, son impuissance; et, puisqu'elle fournit des indications que l'on ne pourrait négliger sans laisser le traitement incomplet, il faut la considérer comme un élément essentiel de la maladie.

Combattre la fièvre est une expression inexacte, dont nous nous servons parce qu'elle est généralement reçue, et sur laquelle les médecins éclairés ne se sont jamais trompés. On ne la combat point, en effet, comme une douleur, un spasme, en un mot, comme un symptôme simple; c'est une opération complexe de la nature, au secours de laquelle on vient en attaquant les agens qui s'opposent à sa marche favorable. Dans les fièvres irrégulières et paroxystiques, on ne combat réellement que la faiblesse. Il est aisé de s'en convaincre par les moyens employés pour cela; ce sont, en effet, les toniques ou les dérivatifs, tous également capables de relever les forces vitales, de leur donner plus de liberté, et de mettre ainsi la réaction fébrile à même de se terminer plus tôt et plus heureusement.

Je ne puis terminer sans prévenir une objection que l'on pourrait me faire sur la nature de la fièvre. Une forte émotion, l'opium à haute dose, l'immersion dans l'eau froide, l'usage intérieur ou extérieur du sous-acétate de plomb, suffisent quelquefois pour modérer ou empêcher la réaction fébrile. Ces agens étant presque tous diffusibles, n'indiquent-ils pas que la fièvre est un phénomène purement nerveux? Ma réponse à cette question servira tout à la fois à prouver que la vie organique est le véritable siège de la réaction fébrile, et à donner une plus juste idée des propriétés médicales des agens que nous allons examiner.

J'ai déjà eu occasion de faire observer que les débilitans et les stimulans très énergiques du cerveau ou du système nerveux agissaient sur toute l'économie avec une si grande rapidité, qu'il était impossible de diviser leur effet. Il en est autrement lorsque la dose est moins élevée, quoique assez puissante pour que leur action se propage au-delà du système sensible. L'opium, par exemple, qui ne produit dans l'organe cérébral qu'une stimulation fugace ou très-diffusible, en cause une moins prononcée, mais plus durable dans la vie de nutrition. Donnez contre la céphalalgie simple une faible dose de laudanum, la douleur sera calmée, la névrose aura disparu, tandis que les forces digestives n'auront pas recouvré leur liberté ; et s'il existait une disposition inflammatoire, elle sera augmentée. Ces faits, et bien d'autres que je pourrais ajouter, ne laissent aucun doute sur la différence qu'il y a entre les effets de l'opium sur le système nerveux, et ceux qu'il produit dans le domaine de la vie organique. Quoique plus durable dans ce dernier, l'action de cette substance ne pourrait cependant pas soutenir le ton nécessaire pour éviter le retour des accès. Ainsi, quand on prescrit le laudanum à la dose de 40 à 50 gouttes, vers la fin d'une fièvre intermittente simple, si les forces que ce médicament a relevées n'étaient pas soutenues par la nourriture, la réaction fébrile ne tarderait pas à reparaître avec plus de violence qu'auparavant. Il diminue sans doute en même-temps l'éréthisme nerveux, mais son action fébrifuge se passe dans la vie de nutrition, et le concours des alimens y devient indispensable. On ne l'administre pas durant la chaleur fébrile, il serait alors nuisible comme dans l'état inflammatoire. Enfin, il a été rarement employé seul contre la fièvre : on l'a presque toujours combiné avec le quinquina; ce qui prouve le peu de confiance que l'on mettait dans sa spécificité, d'ailleurs très-inférieure à celle de l'écorce du Pérou.

Le cerveau et le système nerveux étant le siége des affections morales, c'est sur eux qu'elles doivent porter directement leur action. Mais celle-ci diffère selon leur nature, leur intensité, les organes qui sont intéressés et les circonstances où ils se trouvent. Ainsi, tandis que ces affections agissent d'une manière diffusible sur le système nerveux, elles laissent une impression moins fugace dans la vie de nutrition. Une émotion peu intense se borne à débiliter ou à exciter. N'est-ce pas de cette manière qu'une nouvelle agréable, une musique harmonieuse et prescrite selon l'indication curative, ont appaisé, sur la fin d'une fièvre maligne, les spasmes qui s'opposaient à la réaction salutaire de la nature? On explique de même le succès étonnant que l'on a retiré, dans ces cas, des consolations de la religion. Un de ses vénérables ministres, (M. Marduel, curé de Saint Roch) ayant porté le calme dans l'âme d'un malade atteint de fièvre ataxique et dont on n'espérait plus le rétablissement, puisqu'on avait cessé toute médication, eut la satisfaction de le trouver, au bout de douze heures, dans un état qui paraissait être, et qui fut en effet le prélude d'une bonne convalescence.

Les émotions plus vives ont aussi des effets plus violens. On a vu des passions causer une mort subite ou des maladies graves, et dans des circonstances plus favorables opérer certaines guérisons. Leur action est alors débilitante, ou stimulante, ou perturbatrice. Nous adoptons ici ces divisions générales, quoique chaque passion agisse d'une manière qui lui est propre et dont les auteurs n'ont pas tenu compte. Quand la frayeur, la colère, la joie causent la fièvre intermittente, ce n'est pas, comme on l'a cru, à la simple perturbation qu'il faut l'attribuer.

La frayeur est éminemment débilitante; pendant que la perturbation rompt les sympathies morbides, la faiblesse radicale, augmentée par cette passion, retarde la réaction fébrile. Les alimens relèvent ensuite le ton, et les accès ne reviennent plus. Ces trois conditions sont nécessaires à l'efficacité de la médication.

La colère offre, avec la perturbation, une excitation qui, se communiquant à la vie organique, relève les forces; mais comme son action est diffusible, elle cesserait bientôt si la nourriture ne soutenait le ton.

Enfin, la joie excite les forces, non en irritant comme la colère, mais en dilatant les tissus et laissant le jeu des fonctions plus libre. C'est pendant cet épanouissement que s'opère le trouble qui rompt les sympathies morbides. La nourriture soutient ensuite le ton d'abord relevé par l'excitation morale.

Dans tous ces cas, l'affection locale n'ayant plus assez d'énergie pour rappeler la réaction fébrile, le ton étant fixe et en harmonie avec l'état de santé, la fièvre a dû disparaître entièrement. On sent que ces passions ne pourraient être salutaires que dans l'apyrexie, et combien il serait dangereux de les employer durant l'accès.

La propriété fébrifuge de l'eau froide diffère beaucoup de celle des agens dont nous venons de parler.

Un homme âgé de 40 ans, d'un tempérament bilieux et d'une assez bonne complexion, fut attaqué, vers le mois de juin, d'une fièvre quarte. Tous les traitemens connus avaient été sans succès contre cette maladie. C'était dans un pays où les fièvres intermittentes étaient endémiques. Le 18 août, cet homme se trouvant dans les champs, à midi, heure à laquelle l'accès le prenait, se coucha sous un arbre, près d'un canal. Mais ne pouvant plus résister à l'excessive chaleur qui l'accablait, il se baigna dans l'eau du canal, et la fièvre disparut. D'autres fièvreux voulurent l'imiter : ils périrent victimes de leur imprudence. Frappé d'un fait aussi extraordinaire, je cherchais à m'en rendre compte, et à l'utiliser dans ma pratique, lorsque Currie publia ses recherches sur l'emploi de l'eau froide ou chaude dans le traitement de la fièvre et de plusieurs autres maladies (1). Aux observations intéressantes qu'il rapporte, je joignis bientôt celles du doc-

(1) *Medical reports, on the effects of Water cald and warm, as a remedy in fever and atker diseases.* 1805. Dernière édition.

teur Giannini (1), et c'est sur ces matériaux réunis que j'ai fondé mon opinion.

L'eau froide, employée par immersion, relâche les tissus organisés, diminue la chaleur générale, et débilite tout le corps. Il est vrai que l'impression du froid affaiblit la vie nerveuse, comme on l'observe dans le traitement des maladies convulsives; mais la détente de la fibre, la soustraction du calorique, la pression du liquide sur le corps, appartiennent à la vie de nutrition. On remarque, d'une autre part, qu'elle est spécialement indiquée durant la seconde période de la fièvre. Son effet direct consiste donc à appaiser la réaction fébrile, l'affection dominante, et à faciliter, peut-être même à provoquer, le retour des forces vitales à l'ordre naturel. Les alimens suffisent ensuite pour soutenir le ton. Il arrive pourtant

(1) *Della natura delle febbri, e del miglior metodo di curarle.* Milan, 1805.

quelquefois, que la faiblesse radicale est trop grande, ou que l'affection locale n'étant pas éteinte, pourrait encore rappeler la fièvre. Dans ce cas il faut recourir au quinquina, comme l'a pratiqué Giannini. Sans ce secours, la réaction fébrile deviendrait d'autant plus violente que la débilité causée par l'eau froide aurait augmenté la faiblesse radicale; car l'excitation qui succède à l'emploi de l'eau froide est tout à la fois indirecte et très-diffusible.

Les propriétés médicales du sous-acétate de plomb, que l'on a recommandé contre les sueurs colliquatives et pour modérer la fièvre, ne m'ont point paru avoir été mieux déterminées que celles de l'eau froide. Consultez les auteurs : les uns le considèrent comme astringent, parce qu'ils l'ont vu arrêter les flux et faciliter la cicatrisation des plaies; d'autres, s'en étant servis pour appaiser des convulsions, l'ont pris pour un antispasmodique. Enfin, l'on a remarqué qu'il diminuait l'inflammation, et l'on a inféré de là que c'était un sédatif. Ces erreurs prennent leur source dans la précipitation avec laquelle on a rapproché des faits qui n'avaient pas été suffisamment observés.

Nous sommes loin de contester que le sous-acétate de plomb ne soit antispasmodique et sédatif. On sait que M. Saxtorp (1) a donné avec beaucoup de succès dans les maladies convulsives et notamment dans l'hystérie, le sucre de Saturne à la dose d'un quart de grain, mêlé avec un scrupule de coquille préparée. M. Nauche m'a dit avoir fait usage du sous acétate de plomb, tant en pilule qu'en bain, dans les affections hystériques et dans le traitement de la phthisie pulmonaire. Je l'ai employé moi même avec avantage pour diminuer les sueurs colliquatives et la fièvre. L'essentiel est de déterminer comment cette substance devient antispasmodique, rafraichissante, fé-

(1) 3e volume de la Société de Médecine de Copenhague.

brifuge, ou, en d'autres termes, comment elle agit sur les forces radicales, sur les forces nerveuses, sur les secrétions, etc., afin de préciser les cas où elle est indiquée.

Employées à l'extérieur ou à l'intérieur, les préparations de plomb ne paraissent nullement avoir une action directe sur le système nerveux; elles sont inodores, et presque sans saveur. Si on les prescrit contre l'ophthalmie, elles n'altèrent point la vue, tandis que l'inflammation en est appaisée. Loin d'être diffusibles comme l'opium, l'éther, les aromates, elles ont une action puissante, rapide, et permanente, d'où résulte une altération profonde des forces vitales, comme la colique des peintres va nous le montrer. A ces caractères, qui pourrait méconnaître un débilitant direct de la vie de nutrition ?

Suivons-le dans ses effets indirects. L'acétate de plomb fait il cesser les spasmes? S'ils dépendent d'un excès de ton, c'est en diminuant ce dernier; dans le cas contraire, comme chez les hystériques, c'est en diminuant l'activité vicieuse de l'utérus qui entraînait consécutivement l'altération morbide du système sensible. Arrête-t il les flux muqueux, les sueurs colliquatives? C'est encore par la débilité qu'il produit, laquelle modère l'activité des organes sécrétoires. On en trouve la preuve dans les médicamens recommandés contre les envies de vomir et le vomissement qu'il occasionne quelquefois; ce sont en effet, des laxatifs, c'est-à-dire, des excitans évidemment destinés à relever les forces de l'estomac, autant qu'à l'évacuation des particules salines.

Pour ne laisser aucun doute sur la propriété débilitante des préparations de plomb, nous n'aurons qu'à jeter un coup d'œil rapide sur le traitement de la colique des peintres, adopté depuis long-temps à l'hôpital de la Charité de Paris. Il se compose de vomitifs, de purgatifs et de sudorifiques très-actifs. La saignée y est dangereuse parce qu'elle augmenterait la faiblesse radicale. Les émolliens, les huileux, les rafraîchissans, les narcotiques, y conviennent rarement. Le succès de cette médication ne peut être équivoque; car, sur deux cents malades, Desbois de Rochefort assure n'en avoir vu périr que quatre. Or, quel a été l'effet de ces remèdes énergiques, si ce n'est de relever les forces vitales profondément altérées?

Je ferai remarquer à cette occasion, qu'il y a deux élémens morbides à distinguer dans la colique de plomb, savoir : la faiblesse radicale et l'irritation locale qui l'accompagne. On trouvera, il est vrai, ces élémens analogues à ceux de l'état putride. La différence consiste dans la nature et le mode d'action de la cause débilitante. En effet, la faiblesse produite par le plomb est plus profonde et moins générale que celle qui résulte de la putridité, d'où il suit que la réaction locale doit se prononcer avec plus de force. Du reste, dans cette maladie, comme dans la fièvre pernicieuse, on attaque la faiblesse sans aucun égard pour l'affection locale, et avec d'autant plus de raison que celle ci est rarement inflammatoire.

On rencontre pourtant des cas où la faiblesse n'est pas très profonde et où l'affection locale domine. C'est alors que les antiphlogistiques conviennent : « J'ai été appelé, dit Desbois de » Rochefort, pour une dame fort jeune, atta» quée de la colique dont il est question, pour » avoir habité un appartement nouvellement » peint ; les drastiques lui furent nuisibles, il » fallut employer la saignée, les fomentations, » les lavemens émolliens, les bains, et elle fut » guérie au bout de douze à quinze jours. » L'af fection locale constituait ici le seul élément à combattre. Elle est ordinairement signalée par les coliques atroces, l'intus susception des intestins, quelquefois par la phlogose, et les points gangreneux trouvés à l'autopsie. N'est-ce pas elle aussi qui rend la maladie plus inflammatoire chez les enfans et chez les adultes d'une bonne constitution; et qui cause des ganglions dans les tissus tendineux. L'école de Leyde a donc eu quelque raison de conseiller la méthode antiphlogistique (Gaubius, Boërhaave, Tronchin, Tissot) et celle de Paris d'adopter généralement la méthode des stimulans. (Desbois de Rochefort, Corvisart.) Dans ces derniers temps, M. Fouquier a modifié le traitement de la Charité, de manière à le concilier avec les deux élémens de la maladie, mais sans les caractériser. Ce point de la doctrine n'avait pas encore été approfondi.

Le sous-acétate de plomb étant reconnu pour un débilitant direct de la vie organique, sa propriété fébrifuge doit s'expliquer naturellement: la faiblesse qu'il produit, diminue l'activité de l'inflammation locale, comme celle des sécrétions et des excrétions; et la réaction fébrile perd alors de son intensité. Nous ne pourrions dire jusqu'à quel point celle-ci en est modifiée, mais il nous est permis d'affirmer, que la fièvre doit continuer tant que la cause qui la détermine sera assez intense pour l'entretenir; et que si l'on ne saisit pas la véritable indication du sous-acétate de plomb, si l'on n'en modifie pas les doses selon les circonstances, atténuer la fièvre, c'est alors abréger les jours du malade.

En suivant les progrès de l'observation, nous avons dû indiquer les principales époques de la science, non seulement pour justifier la bonne doctrine, quelles que fussent alors ses imperfections; mais encore dans l'intention de signaler ceux qui avaient le plus contribué à son avancement. On a dû voir enfin que mes vues étaient constamment d'accord avec les principes généralement reçus. Résumons ce que nous avons dit sur les fièvres, et tâchons d'en tirer quelques conséquences.

La fièvre n'est jamais primitive; si l'on rencontre des cas où elle paraît encore l'être, ils sont rares et douteux : on ne saurait donc généraliser le principe de l'essentialité des fièvres telle qu'on l'a admise jusqu'à ce jour; tandis qu'au contraire ces cas d'exception n'infirment point la conclusion que nous avons tirée de la presque totalité des faits, dans lesquels la réaction fébrile dépend d'une affection locale.

D'une autre part cette affection n'est pas inséparable de la fièvre, puisqu'on la rencontre souvent seule ; elles ont donc l'une et l'autre leur existence propre. Quoique nécessaire à la production des maladies fébriles, l'affection locale n'en est réellement que la cause déterminante.

La fièvre existe, en effet, d'elle-même, quelle que soit sa dépendance. Elle sera toujours distincte par ses phénomènes particuliers, par l'ordre dans lequel ils se manifestent, par son siége spécial et sa médication appropriée.

L'affection locale et la fièvre constituent

donc les élémens les plus nécessaires à la formation des pyrexies; et cette division, loin d'exiger la réforme de la doctrine reçue, ne fait que la confirmer.

Ces deux élémens n'offrent cependant pas le même degré de fixité. L'affection primitive est souvent d'une nature différente. On la trouve tantôt bilieuse, tantôt inflammatoire, lymphatique, etc.; elle peut avoir son siége dans tel ou tel organe. L'altération du système sanguin, suivie de la réaction fébrile, est la plus fixe, elle sera donc la seule essentielle.

Bordeu avait entrevu ces différens siéges de l'affection locale et même l'existence propre de la fièvre. « Quand une de ces fièvres (*stoma-*
» *cales*) dit-il, se change en un autre maladie,
» elle a fini son premier temps, et devenue dès-
» lors idiopathique, ou propre à l'organe
» qu'elle affecte secondairement, qu'elle soit
» inflammatoire ou non inflammatoire, elle
» parcourt ses temps ordinaires avec plus ou

14..

» moins de véhémence, suivant la nature de » l'organe affecté et le degré de l'affection ; ainsi » la fièvre stomacale simple, la pectorale, la » capitale, la cutanée, l'articulaire peuvent » chacune en particulier émaner de la même » source et d'une seule et même affection. » (1) Or, admettre que la fièvre suit sa marche ordinaire, quel que soit le siége de l'affection, n'est ce pas les isoler l'une de l'autre? On conçoit, en effet, que dans le rhumatisme fébrile, par exemple, l'invasion de la maladie une fois déterminée par l'affection locale primitive, les périodes de la fièvre ne seront pas interrompus, quoique l'affection se porte successivement sur des organes divers.

Je ne puis croire que l'on persiste maintenant à fonder l'essentialité des fièvres sur la nature de l'affection locale qui les accompagne. Ce serait se priver des notions acquises dans

(1) *Maladies chroniques*. p. 105.

ces derniers temps par les progrès de l'anatomie et de la physiologie, méconnaître les véritables bases de la pyrétologie, et sacrifier l'avantage de voir la nature telle qu'elle est, au vain plaisir de posséder une classification artificielle.

Oublions donc cette essentialité, devenue inutile à mesure que l'on a décomposé les pyrexies. Quand on demandera en quoi consiste la fièvre? Notre réponse ne se bornera plus à l'altération des fluides et des solides (Selle). On sait à présent qu'elle a son siége spécial dans le centre de la vie de nutrition; que les tissus du système sanguin et le fluide qu'il contient éprouvent une véritable altération morbide, à laquelle succède la réaction fébrile. C'est en précisant les affections locales, leur siége, leurs phénomènes directs ou indirects, leur degré d'intensité, leurs rapports entre elles, que l'on doit parvenir un jour à la connaissance exacte des maladies. Il y a toujours, selon Bichat, deux ordres de symptômes; « ceux qui tiennent à l'altération des tissus affectés; ceux qui dépendent de la lésion des fonctions ». Les premiers sont souvent cachés; mais toute lésion des fonctions suppose une altération de l'organe qui en est l'instrument. Or, le dérangement du pouls et de la chaleur vitale annonce l'altération spéciale du système sanguin; c'est dans ce centre de la vie de nutrition que la nature réagit, c'est de là que cette réaction se propage dans le reste de ce domaine de la vie commun à toute l'économie animale.

Nous répondrons, en conséquence, à la question ci-dessus : La fièvre consiste dans une affection morbide du système sanguin, avec réaction vitale signalée par la lésion permanente des fonctions de ce système organique, et par la succession régulière de ses périodes dans l'un des trois types continu, rémittent et intermittent. Elle ne se développe qu'à la suite d'une affection morbide, locale et dominante; mais elle diffère de celle-ci par son siège, ses caractères propres, sa marche et sa médication directe. Quoiqu'elle soit modifiée par l'exaltation ou par la faiblesse de la vie organique, on la rencontre toujours la même chez tous les individus, dans tous les âges, dans toutes les saisons, dans tous les climats; elle constitue enfin l'élément essentiel de la maladie.

Quand on a sous les yeux le tableau raisonné des divers phénomènes dont se composent les fièvres, quel besoin aurait-on de les classer, comme on dit, méthodiquement? Elles le sont déjà suivant la méthode qui les a présentées telles qu'on doit les retrouver dans la nature.

Le vice commun à toutes les classifications artificielles, n'est pas seulement de présenter comme simples, essentielles, des fièvres composées de plusieurs affections morbides qui existent simultanément, et de masquer ainsi les rapports qui lient ces dernières entr'elles.

Pour sentir combien doivent être graves les inconvéniens de ces divisions arbitraires, en médecine, où la théorie doit-être toujours rectifiée par l'expérience, il suffira de se rappeler qu'elles sont le fruit d'une méthode ténébreuse, qui, en livrant les opinions préconçues à l'influence de l'habitude, met un obstacle presqu'invincible à l'appréciation de la vérité. On convient que les genres et les espèces n'existent pas dans la nature, qu'il n'y a que des unités coordonnées. Pourquoi donc fatiguer l'esprit d'une nomenclature et d'un système qui ne tendent qu'à l'égarer,

La mémoire ne suffit pas pour retenir toutes les unités, il faut la soulager, faciliter le calcul des phénomènes, classer lès idées et avoir un langage pour les exprimer. Il faut enfin que la méthode serve de levier à l'esprit humain. Nous en convenons : mais ce sera la méthode naturelle. Si nous avons besoin ensuite de quelques jalons, de quelques chefs de file, la doctrine des élémens morbides les fournira.

La division de ces élémens est, en effet, infiniment supérieure aux catégories d'Aristote et à toutes les classifications adoptées jusqu'à ces derniers temps. Loin de détourner comme elles de l'analyse dont elle est le résultat direct, elle oblige au contraire d'y recourir sans cesse dans le traitement des maladies, et de s'exercer ainsi continuellement à l'observation, soit pour s'assurer des vérités connues, soit pour en découvrir de nouvelles. Ne voir dans ces élémens que des êtres abstraits, ce serait s'en faire une fausse idée. Ces abstractions représentent des faits réels, elles en sont l'expression générale et aussi exacte qu'on peut la désirer dans l'état actuel de nos connaissances. Lorsqu'on parle de la sensibilité, de la motilité, de la faiblesse, de l'irritation, ces mots ne rappellent à l'esprit que l'ensemble et la série de faits analogues, généralisés et renfermés ainsi dans un seul principe. De même en désignant l'affection locale dominante, l'affection fébrile, les différentes faiblesses qui les accompagnent, comme les élémens constitutifs de ces fièvres, nous ne rendons que l'idée abrégée de tous les phénomènes fébriles, de leur origine, de leur succession naturelle. Nous ne perdons pas de vue pour cela leurs rapports entr'eux et avec l'unité vitale; cette idée nous sert au contraire à les mieux évaluer, puisque c'est par l'analyse que nous avons pu l'acquérir, et qu'avec cette méthode il faut nécessairement embrasser la totalité de la maladie.

Espérons que la doctrine des élémens morbides, dont on est redevable à Barthez, qui a été fécondée par les travaux de Dumas et de M. Bérard, sera un jour la seule adoptée dans l'enseignement. Les médecins se féliciteront alors de n'avoir plus à oublier, au lit du malade, les formes scolastiques des modernes, non moins fastidieuses que celles de la philosophie ancienne, dont Hippocrate avait signalé l'insuffisance et le danger.

Je viens de présenter la fièvre et les maladies fébriles sous un nouveau point de vue. Malgré les soins que j'ai apportés dans l'observation des faits, dans l'évaluation de leur analogie, et dans les inductions que l'on doit en tirer, n'aurai-je pas à craindre de n'être pas également compris de tous mes lecteurs? Prendront-ils la peine de lire cet ouvrage avec l'attention nécessaire, de méditer les vérités qu'il renferme et de s'en pénétrer assez pour les retrouver au lit des malades? Ne seront ils pas rebutés par quelques expressions qui ne leur sont point familières? Et quoique les matériaux que nous avons mis en œuvre ne leur soient pas étrangers; quoique les principes qui en sont déduits soient étayés de l'autorité des maîtres de l'art, ne restera-t-il pas quelques doutes quand on voudra les appliquer au traitement des fièvres? Ces élémens morbides, dira-t-on peut-être, nous paraissent assez positifs; nous en concevons assez clairement le calcul ; mais comment les bien saisir dans la pratique? Comment reconnaître, apprécier au juste, ces faiblesses radicale, consécutive, nerveuse, ces altérations, ces affections morbides? Je ne saurais me dissimuler cette difficulté, dont j'ai indiqué les causes dans mon discours préliminaire. Il est certain que le praticien le plus éclairé, le plus sagace, eût-il encore mieux saisi les divisions que j'ai établies, éprouvera une sorte d'hésitation, d'incertitude, s'il n'est exercé à l'analyse des phénomènes vitaux, jusqu'à ce qu'il ait vu par lui-même et rectifié ses opinions préconçues. Cette difficulté sera moins grande pour les élèves, dont l'esprit moins dominé par les préjugés médicaux, s'attache plus facilement à ce qui est.

Toutefois, pour faciliter leurs opérations cliniques, il ne sera pas inutile de commencer avec eux l'application de la pyrétologie à la thérapeutique. Nous descendrons maintenant des principes aux faits. C'est l'expérience qui doit prouver l'exactitude de nos raisonnemens.

Fièvre inflammatoire.

M. S..., âgé de 22 ans, d'un tempérament sanguin, d'une bonne constitution, sujet à quelques hémorrhagies nasales, suivait ses cours de droit, lorsqu'au mois de mai il fut pris d'un frisson fébrile, avec pesanteur de tête, lassitudes, faiblesse générale, inappétence, chaleur et sécheresse de la peau, pouls fréquent, plein et serré. (Boisson adoucissante, diète.)

2.e jour, sommeil agité, pouls plein et dur, langue blanche, chaleur généralement augmentée, urines rouges, dyspepsie, ventre légèrement tendu. (15 sangsues à l'anus, bain de jambes, cataplasme émollient sur le ventre, boisson acidulée, lavement émollient.)

Le 5.e, un peu de toux, expectoration légèrement teinte de sang, oppression. (Eau de poulet, avec le sirop de gomme arabique, 10 sangues sur le côté.)

Le 7.e, léger amendement des symptômes.

Le 11.e, rêvasserie dans la nuit, paroles brèves, les yeux paraissent convulsifs, pouls fréquent et serré, sécheresse de la peau et de la langue, urines claires. (Vésicatoire aux jambes.)

Le 14.e, quelques selles bilieuses. (Laxatif salin.)

Le 17.e, urines troubles, nuit plus calme, diminution graduée des symptômes. (Laxatif salin.)

Le 21.e, convalescence.

La formation de cette maladie s'offre naturellement. L'individu, sanguin, sujet à l'épistaxis, échauffé par ses travaux, sous l'influence du printemps, portait une prédisposition morbifique à l'état inflammatoire. L'invasion de la fièvre a été subite, mais sans être précédée d'un violent écart de régime : aussi n'avons-nous pas trouvé des signes bien tranchées d'une phlogose locale. Cette inflammation s'est néanmoins manifestée dans l'abdomen ou dans le thorax. Il importe peu de déterminer quel en est le siége, quelle est celle des deux qui, en se développant, a produit l'invasion de la maladie.

L'altération de l'état sain a dû augmenter et devenir morbide du moment où l'inflammation locale a été le centre d'une fluxion. La faiblesse consécutive s'étant manifestée aussitôt au-delà du rayon fluxionnaire, la réaction fébrile s'est prononcée dans le centre de la vie organique; les fonctions ont été plus ou moins gênées, les sympathies sont devenues moins libres : de là la débilité générale, le malaise, les anxiétés, l'accablement.

L'éréthisme qui s'annonce particulièrement dans la vie organique, et que l'on voit avec concentration des forces dans la première période, et avec expansion dans la seconde, n'a pas été considérable, parce que l'affection locale était peu intense, et la diathèse inflammatoire peu prononcée.

Du reste, les caractères de l'inflammation dominante et de la fièvre n'ont rien offert d'équivoque : ces deux affections morbides intimement unies ont eu le même cours ; leur médication a été commune, aux indications près que fournissaient les affections locales, essentielle et sympathique. Ainsi on a combattu l'éréthisme et l'exaltation des forces par le régime antiphlogistique, l'altération morbide du cerveau par les révulsifs; mais toujours dans la vue de seconder la marche salutaire de la nature. La faiblesse consécutive devait cesser avec la cause qui l'avait produite.

L'énergie vitale qui paraît être en excès dans la fièvre inflammatoire, varie néanmoins suivant les circonstances. On la trouve plus élevée que dans le cas précédent, chez un jeune homme sanguin et robuste, attaqué d'une péripneumonie ; mais la faiblesse radicale commence à se manifester dans la péripneumonie d'une femme de 67 ans (1), et en général de toutes les personnes d'un âge avancé. On ne saigne pas, on ne rafraîchit pas alors aussi largement que dans les cas précédens ; il est à craindre que l'affection locale ne devienne passive, et qu'il se développe une affection cérébrale ou putride ; souvent même il est nécessaire de soutenir les forces par une nourriture appropriée.

Lorsqu'on a rencontré une gastrite ou toute autre inflammation aiguë, non fébrile, le ton de la vie organique n'étant pas en excès, la faiblesse radicale n'existant point, la nature avait résisté à l'influence de l'affection locale. On ne remarquait, en effet, ni les signes de la diathèse inflammatoire, ni les causes qui auraient pu déterminer l'exaltation générale des forces de la vie de nutrition.

(1) *Médecine Clinique*, par M. Pinel, p. 136.

Fièvre gastrique bilieuse.

Mademoiselle L..., 18 ans, bonne constitution; diminution de l'appétit depuis quelques jours; la dernière époque des règles avait manqué.

Le 5 août, dans la nuit, malaise, anxiété, envies de vomir, frisson dans le dos. Dès le matin pouls fébrile, bouche pâteuse, langue sèche et couverte d'un limon jaune; soif, abattement, pesanteur de tête, ventre tendu, urines rouges, deux sellesprécédées de colique. (Lavement émollient, cataplasme sur le ventre, décoction de chicorée amère acidulée avec le citron.)

3.e jour, point de garde-robe, pouls plein et fréquent, chaleur générale augmentée, exacerbation le soir. (Tisane de chiendent et de guimauve, nitrée.)

Le 6.e, agitation plus grande pendant la nuit.

Le 8.ᵉ, amendement des symptômes; langue humectée, selle bilieuse, urines troubles avec dépôt briqueté, moiteur de la peau, (une once d'huile de ricin et de sirop de limon dans une tasse d'eau de chicorée amère), six selles copieuses.

Le 11.ᵉ, convalescence.

Dès le début de la maladie, on aperçoit l'affection gastrique, annoncée par les envies de vomir, la couleur jaune de la langue, la céphalalgie frontale, la colique, les selles et la tension de l'abdomen. Il importe peu ici de savoir si les saburres ont provoqué ou non l'irritation de quelques parties du tube intestinal. L'affection est évidente: mais l'irritation domine, puisque la langue est sèche, la soif vive, le pouls plein; et nous pouvons l'attribuer à la pléthore, qui n'est cependant pas assez prononcée pour exiger une émission sanguine. Cette irritation locale a contr'indiqué le vomitif.

La fièvre est continue, mais on n'observe ni les signes de la diathèse inflammatoire, ni ceux d'une inflammation aiguë; aussi la réaction fébrile est elle peu intense.

La combinaison de la diathèse inflammatoire avec la fièvre bilieuse aurait constitué la fièvre ardente des anciens.

Les forces de la vie organique n'étant pas exaltées comme dans la fièvre inflammatoire, sont plus près de diminuer que d'augmenter. On voit la faiblesse radicale se prononcer lorsque le sujet est débile, et que la maladie se prolonge par des complications, par un traitement inopportun, etc.

La faiblesse consécutive n'est point à craindre, tant que la marche de la maladie est favorable à une bonne solution; la nature la combat d'ailleurs au moyen de la réaction fébrile.

On a insisté sur le régime antiphlogistique indiqué par l'éréthisme local et général, et sur les lavemens pour faciliter la crise naturelle ; cette crise étant insuffisante, on a aidé la nature par les laxatifs.

Enfin l'expectation a été commandée durant la première et la seconde périodes, parce que l'affection locale ne pouvait céder à aucun moyen curatif, et pour laisser à la nature le temps nécessaire à la coction des fluides retenus, dont l'élaboration naturelle ne pouvait s'opérer.

Quand l'affection gastrique est moins intense elle détermine le type rémittent ou intermittent. La bénignité de la maladie me dispensera d'en rapporter des exemples. Je m'arrêterai seulement à la fièvre pernicieuse pour faire observer que la faiblesse nerveuse qui provient de l'affection cérébrale, se joignant à la faiblesse radicale durant l'accès, deviendrait mortelle, si l'on ne s'empressait de relever et de soutenir le ton de la vie organique par l'usage du spécifique à haute dose : la fièvre cessant, les affections gastrique et cérébrale sont réduites à leur état simple et ne tardent pas à disparaître.

Fièvre lymphatique ou muqueuse, pituiteuse.

M. P., 48 ans, constitution lymphatico-nerveuse, après une transition subite du chaud au froid, fut pris d'un frisson qui dura 24 heures, avec courbature, abattement, pesanteur de tête, langue saburrale, bouche pâteuse, urines claires, pâleur de la peau, légère toux, pouls fréquent et serré. (infusion de violette et sirop de guimauve.)

2.e jour; nausées, pouls dilaté, urine colorées. (infusion de violette émétisée.) Vomissement et trois selles; exacerbation le soir, pouls faible, peu fréquent.

5.e Chaleur augmentée, peau sèche, toux, expectoration de matières filantes et claires; oppression, rêvasseries dans la nuit. (Looch blanc avec un grain de kermès minéral.

8.e Assoupissement ou agitation, sueur non critique. (Vésicatoire sur le côté, lavement émollient.)

Le 11.e l'état du malade est amélioré, plus de fièvre; énéorême dans les urines.

Le 14, moiteur de la peau, urines avec dépôt grisâtre, expectoration opaque et plus facile, deux selles liquides dans les 24 heures.

Le 17.e, convalescence.

Chez ce malade, l'affection locale paraît être dans la poitrine; elle a déterminé la réaction fébrile, et la diathèse lymphatique les a modifiées l'une et l'autre. La débilité de la constitution physique, le peu d'intensité des symptômes, la marche lente de la maladie, ne laissent aucun doute sur la faiblesse radicale qui existe; mais elle n'est pas assez dominante pour s'opposer au cours de la fièvre. L'affection locale et la réaction fébrile restent dans les proportions convenables.

La faiblesse radicale mérite cependant une

attention particulière, en ce que, dans cette fièvre, l'abus des toniques et des évacuans produirait facilement des complications, et que les débilitans, même peu actifs, ôteraient à la nature les forces nécessaires pour soutenir la marche salutaire de l'affection locale et de la réaction fébrile.

La boisson émétisée a servi à débarrasser le canal intestinal des matières saburrales ; les adoucissans à diminuer l'éréthisme ; le kermès minéral à faciliter la sécrétion des matières muqueuses et l'expectoration ; le vésicatoire à combattre l'altération nerveuse ; le laxatif à relever l'activité des premières voies, comme à évacuer les matières sécrétées.

Chez les personnes débilitées par l'âge, un mauvais régime ou des maladies mal traitées, la faiblesse radicale domine souvent au point de s'opposer aux sécrétions et à la marche salutaire de la nature ; on voit alors la langue sèche et un peu rouge, la peau aride, ou couverte d'une sueur gluante, sans augmentation de chaleur. M. Pinel en a observé plusieurs exemples à l'infirmerie de la Salpétrière. Le quinquina, l'acétate d'ammoniaque ont suffi, dans ces cas, pour rétablir l'ordre morbide; il est inutile de remarquer que cette faiblesse et ses résultats diffèrent essentiellement de la putridité.

Fièvre putride.

M. Pinel rapporte (1) l'observation d'une femme de 50 ans, accablée d'ennuis et de chagrins, ayant souffert de la disette où elle était avant d'entrer à la Salpétrière, et qui, après quelques accès de fièvre tierce, fut attaquée, dans l'été, d'un frisson, bientôt suivi d'une chaleur âcre et mordicante, avec soif, etc. — 2.e jour. Visage pâle, traits décomposés, langue aride, pouls déprimé, lent, prostration des forces. (Potion fortifiante, vé-

(1) *Loc. citat.*

sicatoire aux jambes) — Le 4.e, même ensemble de symptômes, vomissement de matières noirâtres. — Le 6.e, langue et dents fuligineuses, haleine fétide, respiration difficile, cessation du vomissement. (Boisson vineuse, potion fortifiante.) Le 7.e, respiration presque stertoreuse, pouls extrêmement faible. — Le 9.e, accroissement de tous les symptômes, froid des extrémités, mort. — *Autopsie.* Rate très volumineuse; sa consistance et celle du foie très-molles; plus colorée qu'à l'ordinaire; l'estomac divisé en deux parties par un rétrécissement de la tunique péritonéale; taches noirâtres disséminées sur les intestins, ne pénétrant que les tuniques extérieures.

On ne peut douter que l'affection locale n'ait été d'abord très peu intense, puisque la fièvre avait le type intermittent. Il est vraisemblable qu'elle a pris une nouvelle intensité par l'impression de quelque miasme septique, ou par la faiblesse radicale qui, augmentée par le défaut de nutrition, a donné lieu à l'altération putride des humeurs. Cette affection des viscères abdominaux a décidé l'invasion de la fièvre continue.

On distingue aisément l'état putride: l'aridité de la langue, la prostration des forces, la fuliginosité de la bouche, la fétidité de l'haleine, le pouls faible, en constituent les principaux caractères.

Mais la putridité ne s'offre pas au même degré dans toutes les fièvres de ce genre. Elle nous a paru peu intense, quoique bien caractérisée, chez un jeune homme de 14 ans, dont la maladie se termina heureusement le 21.e jour, et qui n'exigea que des sangsues sur l'abdomen dans le 1.er septenaire, et quelques cuillerées de sirop de quinquina dans le 3.e

Ainsi, les indications curatives doivent varier suivant l'intensité de l'affection locale, et le degré de la faiblesse radicale que l'on évalue d'après les symptômes et les causes qui ont pu la produire.

L'affection cérébrale étant sympathique ne réclame que le régime, à moins qu'elle ne prenne trop d'intensité.

L'affection dominante est celle qui exige le plus d'attention, parce qu'elle peut être ou devenir inflammatoire, soit d'elle-même, soit par l'abus des cordiaux. D'une autre part, la faiblesse radicale serait facilement augmentée par le régime antiphlogistique. Il faut diriger le traitement de manière à ne pas nuire à la réaction fébrile par les débilitans, et à l'affection dominante par les toniques, afin de tenir les forces vitales dans l'état où on les a observées quand les tendances de la nature étaient salutaires.

Fièvre ataxique ou maligne.

M. P., 25 ans, tempérament bilioso-sanguin, imagination ardente, éprouva, le 17 octobre, après quelques excès, un frisson violent qui diminua progressivement, et fut suivi d'une chaleur brûlante; langue sèche et blanche, peau aride, céphalalgie obtuse, abattement, pouls serré, fréquent; le 2.e jour, face vultueuse, yeux hagards, agitation extrême. (Saignée du bras, boisson rafraîchissante.) Le 4.e, délire, pouls faible, légèrement convulsif, alternatives de prostration. (Sinapisme aux pieds, cataplasme émollient sur le ventre, six sangsues derrière les oreilles.) Le 8, délire furieux, sueur d'expression. (vésicatoire aux jambes.) Le 12.e, quelques cuillerées d'une potion tonique; le 15.e, diminution des symptômes; moiteur favorable, selle provoquée par les lavemens; le 17.e, convalescence.

L'affection locale était évidemment dans la tête. La faiblesse radicale résultant de quelques excès n'eût pas été considérable, si la faiblesse nerveuse ne l'avait augmentée. Il n'en fut pas ainsi chez un élève dont a parlé M. Pinel (1) et qui, à la suite de travaux opiniâtres, de la

(1) *Loc. citat.*, pag. 73.

fréquentation des amphithéâtres et des hôpitaux, de quelques chagrins et d'une céphalalgie de deux mois, fut pris d'une fièvre ataxique, avec saignement de nez, morosité, carus profond, ou délire taciturne; pouls faible, deprimé, naturel; anomalies de la respiration, de la sensibilité, etc.; escarres gangréneuses du vésicatoire, etc. : il expira le 14.e jour. La faiblesse nerveuse était augmentée par le chagrin, la faiblesse radicale par l'action d'un miasme putride. L'affection du cerveau, annoncée par la céphalalgie chronique, dut acquérir une intensité, qui, jointe à la lésion des forces vitales, devint mortelle.

Fièvres compliquées.

Tant que les affections locales n'offrent qu'une altération légère, et qu'elles sont subordonnées au cours de la fièvre, on les appelle symptomatiques. Elles méritent peu d'attention; mais dès que, formant une maladie particulière, elles constituent une complication, il faut alors les combattre pour simplifier la maladie.

M. Pinel a très bien isolé (1) les caractères de l'élément gastrique et de l'état putride, dans l'observation d'une fièvre qu'il nomme gastro-adynamique. La céphalalgie, la bouche amère, la sensibilité à l'épigastre, la soif vive, indiquent la gastricité. La supination, la face abattue, les yeux languissans, l'abdomen tendu ou affaissé, la langue et les dents fuligineuses, les déjections involontaires, la couleur blafarde des plaies des vésicatoires, la prostration, caracterisent la putridité.

Dans la fièvre gastro-ataxique, l'auteur a également séparé de la gastricité, les caractères de l'affection cérébrale, tels que le délire, la syncope durant la nuit, la surdité, la grande agitation durant le paroxysme. Les mouvemens convulsifs des muscles de la face, le trismus, l'anomalie du pouls, la syncope, la surdité, les

(1) *Loc. citat.*, p. 61.

convulsions dépendent évidemment de la faiblesse nerveuse.

Fièvres épidémiques.

Qu'une fièvre épidémique se propage; chercherons-nous à déterminer la nature du principe contagieux? Il a échappé jusqu'ici à nos moyens d'investigation: nous le reconnaissons seulement à ses effets; et on ne peut le combattre qu'en purifiant l'air atmosphérique. Du reste, le traitement doit être fondé sur la connaissance des élémens morbides connus. Il ne s'agira donc plus de savoir, comme on l'a prétendu dans un temps, s'il faut traiter l'épidémie par des rafraîchissans ou par des toniques. L'analyse conduira naturellement à l'appréciation de l'affection locale dominante, de l'affection fébrile, de la faiblesse ou de l'exaltation des forces de la vie organique et de la vie animale; on déterminera mieux les caractères et la nature de la maladie, ses complications, et sa méthode curative. On saura que la faiblesse du malade est spécialement radicale, et qu'elle provient de l'impression produite par le miasme épidémique.

C'est ainsi que nous avons décomposé le typhus qui régna dans la capitale en 1815, et que nous sommes parvenu à le traiter avec autant de succès que les autres maladies putrides ou ataxiques.

Les fièvres varioleuse, rubéoleuse, miliaire, les fièvres exanthématiques en général se décomposent de même. L'affection dominante a son siége dans le tissu cutané ou dans la membrane muqueuse qui semble en être une continuation. Cette affection et la fièvre peuvent être modifiées par une diathèse dominante; l'état putride nerveux les complique; et c'est toujours de l'appréciation des élémens morbides que l'on tire les indications curatives.

Remarquons ici que, dans les fièvres exanthématiques, le type n'est jamais rémittent ni intermittent, parce que l'affection locale qui domine est assez intense pour produire le type continu.

Fièvres inconnues.

Pour le praticien exercé à cette décomposition des élémens morbides, il peut se trouver des fièvres difficiles à connaître parce qu'elles se dessinent mal : mais il n'y en aura pas d'inconnues. Quand leurs caractères seront équivoques, s'il ne peut distinguer la forme spéciale ou générique, il s'éclairera toujours de la connaissance des élémens qu'il aperçoit. Les apparences n'en imposent guère à celui qui met tous ses soins à la recherche des causes.

Un diplomate hollandais, âgé de 66 ans, tempérament bilieux, fut atteint dans l'été, d'une fièvre qui n'offrit que la forme d'abord d'une gastrique simple. Mais tout en la dirigeant comme telle, je voyais le malade triste, en proie à des chagrins; le pouls était faible, la fibre molle et irritable. La marche lente de cette maladie, le peu d'intensité des sym ptômes, m'annoncèrent un défaut d'énergie; enfin le 7.e jour, l'ataxie se manifesta par l'exaltation de la sensibilité nerveuse, quel ques spasmes, l'insomnie alternée avec l'assoupissement, la prostration des forces, etc. Comme la fièvre devint paroxystique, le quinquina fut administré de suite à haute dose (une once et demie par jour, dans une cho pine de petit lait : pour nourriture on donna de la chicorée cuite). Convalescence le 14.e jour. La santé s'est parfaitement rétablie.

La péripneumonie latente, dont parle Stoll, est peut-être l'affection fébrile qui se présente le plus souvent dans une sorte d'obscurité. Une dame, âgée de 68 ans, d'une mauvaise contitution, eut le 10 novembre, un frisson des quelques heures, auquel succéda la chaleur; le pouls d'abord petit et serré, fréquent, devint mou, dilaté, vide; langue blanche, humectée, douleur de tête, oppression, toux avec expectoration muqueuse, courbature, urines naturelles. Le 4.e jour, la maladie n'offrait encore que les caractères d'un catarrhe fébrile; mais bientôt l'assoupissement indiqua la difficulté que le sang éprouvait à circuler dans le côté droit de la poitrine. Cette cavité donnait à la percussion un son mat. Huit sangsues appliquées sur ce côté, ensuite un vésicatoire, le traitement ordinaire de la fièvre muqueuse, arrèterent les progrès de l'affection locale. Le 11.e jour la convalescence fut décidée. Il faut, dira t-on, une sagacité, un tact particulier pour découvrir une affec tion aussi confuse; j'en conviens : mais tout homme instruit et doué d'un jugement sain peut les acquérir en s'exerçant à la décomposition des fièvres.

FIN.

www.ingramcontent.com/pod-product-compliance
Ingram Content Group UK Ltd.
Pitfield, Milton Keynes, MK11 3LW, UK
UKHW012204240726
13966UKWH00002B/568